中医医院
护理工作规程

主编　刘淑娟　包　月

天津出版传媒集团

天津科学技术出版社

图书在版编目（ＣＩＰ）数据

中医医院护理工作规程 / 刘淑娟, 包月主编. -- 天
津：天津科学技术出版社, 2021.4

ISBN 978-7-5576-9056-4

Ⅰ．①中… Ⅱ．①刘… ②包… Ⅲ．①中医医院－护
理－技术操作规程 Ⅳ．①R248-65

中国版本图书馆CIP数据核字(2021)第071411号

中医医院护理工作规程
ZHONGYI YIYUAN HULI GONGZUO GUICHENG

责任编辑：李 彬

责任印制：兰 毅

出　　　版：天津出版传媒集团
　　　　　　天津科学技术出版社

地　　　址：天津市和平区西康路35号

邮　　　编：300051

电　　　话：(022)23332377（编辑部）

网　　　址：www.tjkjcbs.com.cn

发　　　行：新华书店经销

印　　　刷：山东联志智能印刷有限公司

开本 787×1092 1/16 印张 15.25 字数 340 000
2021年4月第1版第1次印刷
定价：88.00 元

主　编

刘淑娟　山东中医药大学附属医院
包　月　山东中医药大学附属医院

副主编

夏　艳　山东中医药大学附属医院
罗　碧　山东中医药大学附属医院
程　丽　山东中医药大学附属医院
翟　燕　山东中医药大学附属医院
张艳秋　山东中医药大学附属医院
万　莹　山东中医药大学附属医院

编　委（以姓氏笔画为序）

马念芳　山东中医药大学附属医院
王　妍　山东中医药大学附属医院
王力宁　山东中医药大学附属医院
艾　聪　山东中医药大学附属医院
申　林　山东中医药大学附属医院
田文君　山东中医药大学附属医院
冯　冉　山东中医药大学附属医院
刘　辉　山东中医药大学附属医院
李　琳　山东中医药大学附属医院
李春风　山东中医药大学附属医院
李绪环　山东中医药大学附属医院
吴雅晶　山东中医药大学附属医院
张　莉　山东中医药大学附属医院
张　敏　山东中医药大学附属医院

张成成　山东中医药大学附属医院
张宪琦　山东中医药大学附属医院
赵艳菊　山东中医药大学附属医院
姜小龙　山东中医药大学附属医院
姜贝贝　山东中医药大学附属医院
徐燕飞　山东中医药大学附属医院
高姗姗　山东中医药大学附属医院
曹金秀　山东中医药大学附属医院
康明琪　山东中医药大学附属医院
程　钰　山东中医药大学附属医院

前　言

随着中医护理学科的不断发展，人们健康知识水平的不断提高，法制观念和自我保护意识的增强，使得护患关系日趋紧张，严重冲击着护理服务。护理工作承担的风险越来越大，对护理人员的工作要求也越来越高。俗话说"不成规矩，何以成方圆"，医院护理工作想要长远发展，需加强规章规程的建设，使繁杂的护理工作有序化、规范化，提高为患者服务的能力，将护患纠纷降到最低限度，从而提高护理质量。

为满足当前中医医院临床护理、教学、科研、管理及医院评审的标准要求，我们组织多年从事中医临床护理管理者，结合国家法律、法规对管理规程的新要求，遵循医院规程修订"符合法规、科学管理、以人为本"的原则，编写本书。

本书按照护理管理规程、病房管理规程、特殊岗位管理规程、教学培训规程的模块进行编写。每个规程包含目的、范围、定义、内容、修订依据、附件等六个方面，力求条理清晰，重点突出，实用性强，且方便临床护理人员使用。比如书中阐述的患者跌倒坠床管理规程，内容部分从跌倒坠床防范规程、跌倒坠床处置规程、认定与报告等方面进行详细阐述，让护理人员翻阅本规程，就清晰的掌握患者发生跌倒后，从开始到结束环节应该怎样去做，让护理人员有据可循，按标准执行，确保构建安全的诊疗环境，达到持续改进护理质量，保证患者安全。

本书编写的原则是简明实用、可操作性强，内容丰富翔实，符合医疗、护理法律法规、指南、规范的要求，具有指导性、普遍性及可参照性，对中医医院护理工作走向规范化和法制化，进一步推动医院护理工作的全面提升和持续改进起到指引作用。

本书编写时间仓促，加之作者水平有限，书中内容难免存在不妥之处，敬请广大读者批评指正。

目　录

护理部工作规程

类　别	医院制度—护理管理	文件名称	护理部工作规程		
制定部门	护理部	文件编码	SDSZYY-HLB-001		
制定日期	2012-01-01	生效日期	2012-05-01		
修订日期	2020-05-01	修订次数	3	总页码	3
文件类型	☑修订 □制定	审批人		审批日期	

一、目的

规范护理部管理工作，确保护理管理质量。

二、范围

护理部主任、副主任。

三、定义

无。

四、内容

（一）健全组织体系和管理

1.医院护理组织管理体系实行护理部、科护士长、护士长三级管理。

2.实行目标管理，根据医院工作计划，制定全院中医护理工作中、长期规划和年度计划、季度计划和周工作重点，并认真组织实施，年终进行总结。

3.每月召开护士长会议，加强对护士长工作的具体指导，充分发挥护士长的作用。广泛听取意见，做到信息反馈，不断改进工作。

4.开展素质教育活动，提高整体护理服务水平。

5.掌握全院护理人员的工作、学习、思想情况，做好思想政治工作，关心护士生活。

（二）人事管理

1.建立健全各级护理人员岗位职责和岗位考核标准。

2.向医院提出护理人员的调动、奖惩、聘任、晋级及任免的意见和建议。

3.负责全院护理人员层级进阶管理。

（三）质量管理

1.建立健全各项护理管理制度、岗位职责、工作流程、护理常规、操作规程和质量标准。

2.健全护理质量控制考核标准体系，定期对全院的护理质量进行监督、检查、考核和评价。

3.负责全院护理质量监督、检查、指导和质量持续改进。

4.建立护理不良事件报告体系，每季度举行护理质量及不良事件反馈讨论会，对成功的对策予以标准和制度化，形成质量控制长效机制。

5.组织引进、推广和应用护理新知识、新技术、新方法和新设备，实施技术项目准入管理。

6.每月进行全院护理满意度调查，并对结果予以分析，实施PDCA循环管理。

（五）教学科研管理

1.制定护理临床、教学、科研和人才培养规划和计划，并组织实施，定期总结。

2.组织全院护理人员的业务学习、"三基"培训、护理查房与会诊、护士技能培训、新护士岗前培训等工作。

3.负责各级护生的临床实习和进修护士的进修管理工作。

4.每年对护理人员进行岗位技术能力评价和考核工作。

5.培养各级护理人员，加强护理学科建设。

6.组织.领导护理科研工作。

（六）护理对外交流

1.接待省内外及国内外同行来院参观学习和项目交流。

2.负责选派护士骨干赴省内、国内外考察学习。

（七）定期主持召开会议

1.护理部例会1次/周。

2.护士长会议1次/月。

3.护理质量管理委员会护理质量反馈会议1次/季度。

4.护理专科会议1次/季度。

（八）参与特殊时段及节假日值班。

护理部工作人员在特殊时段及节假日期间参与行政值班及其所属工作。

（九）临时工作

及时完成医院交办的各项其他工作事宜。

（十）教育

护理部对护理管理人员、全体护理人员每年进行制度培训一次。

（十一）监控措施

护理部分管领导对制度落实情况进行监督与管理，发现问题及时纠正并反馈，提出持续改进措施并加以落实。

五、修订依据

1.《护士条例》（中华人民共和国国务院令第517号）

2.《综合医院分级护理指导原则》（卫医政发〔2009〕49号）

3.《医院实施优质护理服务工作标准（试行）》（卫医政发〔2010〕108号）

4.《关于实施医院护士岗位管理的指导意见》（卫医政发〔2011〕112号）

5.《三级综合医院评审标准(2011年版)》(卫医管发〔2011〕33号)

6.《关于开展优质护理服务评价工作的通知》（国卫办医函〔2014〕522号）

7.《关于进一步深化优质护理、改善护理服务的通知》（国卫办医发〔2015〕15号）

8.《全国护理事业发展规划（2016-2020年）》（国卫医发〔2016〕64号）

9.《三级综合医院评审标准实施细则》（2018年通用版）

六、附件

无。

护理部垂直管理规程

类　别	医院制度—护理管理	文件名称	护理部垂直管理规程		
制定部门	护理部	文件编码	SDSZYY-HLB-002		
制定日期	2012-01-01	生效日期	2012-05-01		
修订日期	2020-05-01	修订次数	3	总页码	2
文件类型	☑修订 □制定	审批人		审批日期	

一、目的

加强组织体系管理，扩大护理管理效能。

二、范围

护理部/各护理单元。

三、定义

护理垂直管理：指由医院的护理部直接负责整个医院护理管理系统,具有"责、权、利"一体的垂直管理职能。

四、内容

（一）管理要求

1.具备健全的管理体制，实行三级垂直管理体系，对科护士长、护士长进行垂直领导。

2.参与护理人员的招聘、聘任工作；负责全院护理人员的使用、晋级、奖惩等管理工作。

3.负责实施全院护理人员分层级管理及培训。

4.定期讨论在贯彻医院护理质量方针和落实质量目标、质量指标过程中存在的问题，提出改进意见与措施，并有反馈记录文件。

5.实施护理人力资源的动态调配工作。

6.组建、培训和调配机动护士库和护理应急小组。

7.健全科护士长、护士长的考核标准，护理部每月汇总科护士长、护士长月报表，发现问题及时解决。

8.全面实施"以患者为中心"的责任制整体护理服务模式。

9.每季度组织开展护理质量管理活动，将护理质量控制的信息反馈到科室并追踪整改情况。

10.指导护理人员绩效分配工作。

11.以三级护理质量安全控制体系实行层级管理。

12.落实临床护理查房工作制度。护理单元每月至少1次；大科内每季度至少1次；护理部每半年1次。

13.定期评价护理人员岗位技术能力，每年度组织理论及技能测试，其成绩与年终总挂钩，建立科学的激励机制。

五、修订依据

《三级综合医院评审标准实施细则》（2018年通用版），第五章"护理管理与质量持续改进"（一、确立护理管理组织体系）5.1.1.1。

六、附件

无。

护理目标管理规程

类　别	医院制度—护理管理	文件名称	护理目标管理规程		
制定部门	护理部	文件编码	SDSZYY-HLB-003		
制定日期	2012-01-01	生效日期	2012-01-01		
修订日期	2017-07-01	修订次数	3	总页码	2
文件类型	☑修订 □制定	审批人		审批日期	

一、目的

使护理部的管理者、科护士长、护士长及护理人员形成目标体系及连锁，充分调动护理人员的积极性.创造性，利于工作顺利开展。

二、范围

全院护理人员。

三、定义

1. 目标：目标是个人、部门或整个组织所期望的成果。

2. 目标管理：目标管理是指由下级与上司共同决定具体的绩效目标，并且定期检查完成目标进展情况的一种管理方式。

四、内容

（一）制定目标

1.设定项目目标

在护理管理工作中制定的工作目标主要包括年度工作计划、护理质量控制标准、护理理论和技术操作考核标准、继续教育等。工作目标需要由护理部的管理者、科护士长、护士长及护理人员共同参与制定，形成目标连锁，充分调动护理人员的积极性、创造性，利于工作顺利进行。

2.设定目标值

护理部在各科室护士长提交的工作计划的基础上，根据医院总体工作目标制定护理工作的总目标，目标内容清晰明确，难易适当。

（1）年度工作计划按时完成。

（2）护理质量控制标准按照医院制定的《综合目标质量检查标准》执行，目标项目有：病区管理质量≥90分、消毒隔离≥90分、中医护理质量≥90分、护理文书书写质量≥90%、护理岗位管理质量≥90分、临床护理管理质量≥90分、基础护理质量管理≥90%；

（3）中医护理技术操作考核目标项目为18项中医操作技术，并且规定达标值为≥90分；

（4）护理管理岗位工作质量评价按照《护理管理岗位工作质量考核标准》执行。

3.分解目标

（1）护理部组织护士长进行目标管理教育，并对护理部制定的护理工作总目标进行讨论，统一认识，达成共识。通过讨论使每个科室护士长之间达到相互合作.协调一致.共同努力的目的。

（2）护士长带领本科室的护理人员对护理工作的总目标进行学习，并完善科室的工作目标，使护理工作的总目标转化为全院每个护理人员的明确目标，落实岗位职责，使大家加深认识，方向一致，以保证护理工作总目标的实现。

4.目标完成计划书

护理部与计划项目负责人、科护士长、护士长签署目标完成计划书。

（二）组织实施

1.护理部进行严格控制，了解进展情况，给予指导、支持、协助，提出问题及指导意见，创造良好的工作环境等。

2.护士长带领护理人员运用自我管理、自行解决完成目标的方法和手段，充分发挥每一位护理人员的积极性与创造性，明确责任，从而达到改善服务态度，提高服务质量的目的。

（三）考核办法

1.自查：各科室护士长在日常管理工作中有计划地进行自检、自查；每月护理质量控制人员在此基础上，按照护理质量控制标准对各科室进行检查和评价，制定月考评表，召开科务会进行反馈。每项护理质量控制标准的评价指标细化分值，目标管理成效与科室及个人奖惩挂钩，每年按照年考评记录评选成绩较好的科室进行奖励，促使目标的数量与质量得到良好的控制。

2.考核：定期对全体护理人员按照层级进行护理岗位职责、护理理论和技术操作的考核，对未达标者按照相应的处罚标准执行，每年对成绩优秀者进行奖励。

3.护士长考评：护理部组织管理委员会成员对护理部、科护士长、护士长等护理管理岗位人员依据或按照《护理管理岗位工作质量考核标准》进行考评，督促管理人员依照工作目标开展工作。每年根据科护士长、护士长所签署的目标管理任务书，进行综合目标和核心指标完成情况的量化考评，并将考评结果与个人聘期任命挂钩。对于不合格人员，依照管理办法进行警告或辞聘。

4.年终考评：每年要求管理岗位人员对照年初的工作计划进行自我评价，综合各科室的自我评价做好全院护理工作总结，评价执行过程中的优点和成绩、缺点和错误，以利于第二年制定新的目标，进行目标管理的另一循环，促进护理工作的进一步提高。

五、修订依据

《护理管理学》人民卫生出版社第六版。

六、附件

无。

护理质量与安全管理委员会工作规程

类　别	医院制度—护理管理	文件名称	护理质量与安全管理委员会工作规程		
制定部门	护理部	文件编码	SDSZYY-HLB-004		
制定日期	2012-01-01	生效日期	2012-01-01		
修订日期	2017-07-01	修订次数	3	总页码	3
文件类型	☑修订 □制定	审批人		审批日期	

一、目的

提高护理质量，促进护理工作持续改进，保障患者安全。

二、范围

适用于护理质量与安全管理委员会工作。

三、定义

护理质量与安全管理委员会工作制度：是对护理质量与安全管理委员会的工作职责、岗位职责以及质控组织职责做出规定，确保该组织正常有序的运行。

四、内容

（一）组织机构

1.委员会组成

设主任委员1名，分管院长担任，副主任委员8名，委员6名，委员会成员总数为奇数；委员会秘书科室设在护理部，秘书1名。

2.委员会委员管理

（1）聘任：护理质量与安全委员会的委员由主任委员提名护理部及相关科室护士长等人员担任，实行兼职聘任制。

（2）人员调整：护理质量与安全委员会人员发生变动时，应当由主任委员提议，秘书负责召集召开护理质量与安全委员会全体会议，经全体参会人员2/3以上同意方可通过。

（3）辞职：在任期内，委员可以向主任委员递交辞呈，主任委员确认并同意委员辞职后，由秘书上报护理质量与安全委员会。

（4）免职解聘：以下情况可免去委员资格，并由秘书通知该委员解聘。

1）本人书面申请辞去委员职务者。

2）每年会议出席次数少于总次数的1/2者。

3）因健康或工作调离等原因，不能继续履行委员职责。

（二）各级职责

1.工作职责

（1）确定医院护理质量方针和目标。

（2）审定护理工作流程和标准。

（3）审核、发布各种护理质量标准、护理管理制度和质量控制计划。

（4）参与全院护理质量检查，定期报告质量检查结果并提出改进意见。

（5）监控全院护理质量动态，确保各种制度和计划在各护理单元得到贯彻落实。

（6）督促各科室护理质量管理小组的设立，了解各小组质量管理活动情况。

（7）组织护理安全(不良)事件的讨论，并提出建设性建议。

（8）审核、推广护理新技术、新项目。

（9）每季度在护士长会议上反馈护理质量与安全管理质控信息，对存在的问题进行讨论.分析、指导，并通过标准修正，保证护理质量持续改进。

2.岗位人员职责

（1）主任委员职责

1）负责研究、制定、审核医院护理质量与安全管理方案，审核年度护理工作计划及目标。

2）负责督促、考核各护理质量检查组的活动质量。

3）负责对护士人力资源调配的审核。

（2）副主任委员职责

1）制定医院护理质量与安全管理目标、方案，制定年度护理工作计划及目标。

2）督导质量控制活动，针对各项质控存在的问题，对护理质量进行持续改进。

3）及时掌握全院护理质量动态、了解院外信息，不断改进质量与安全管理标准以提高护理质量。

4）定期组织护理人员对全院发生的护理不良事件进行分享、讨论和讲评，提出整改意见与防范措施。

（3）委员职责

1）根据护理质量与安全管理检查标准定期对全院护理单元进行护理质量与安全检查。

2）参加护理质量与安全管理会议，并参与修订相关工作制度、流程与检查标准。

3）定期召开护理质量与安全会议，总结阶段性工作，对质控中存在的问题进行总结分析并提出整改措施。

（4）秘书职责

1）负责组织安排各项质控活动，保证按时、按项完成。

2）掌握最新质量管理信息，并及时运用到医院质量管理活动中。负责全院护理质量督查材料的统计、分析及存档工作。

3.护理质量与安全管理三级质量控制组织职责

（1）护理部（三级）质量与安全检查组工作职责

1）负责全院护理质量与安全管理工作。

2）根据卫生行政部门颁布的质量标准结合本院实际情况，制定或修订本院的护理质量与安全管理制度、检测指标和检查标准，并组织认真落实。

3）制定年度护理质量管理计划、目标和措施，并监督落实。

4）参加急危重症护理效果的讨论，对院内各专业护理会诊、护理病例讨论进行监管和指导，监督临床工作的落实。

5）组织参加护理不良事件案例讨论及质量改善活动。

6）召开每季度及年度总结会议，汇总、讨论、分析实际工作中存在的质量安全问题，并形成书面材料汇报院领导。

（2）科护士长（二级）质量与安全检查组工作职责

1）根据护理质量与安全管理委员会年度计划及管辖区域或项目存在的问题，负责制定本专项或本学科护理质控计划，定期对管辖区域或项目进行质量安全管理。

2）指导、检查、督促各病区质控小组积极开展质量改善活动。

3）组织不良事件讨论案例。

4）协同其他部门对重点部位、关键环节、薄弱环节进行质量数据的收集。

5）将质控结果与问题及时反馈至科室，提出整改意见，并进行追踪和效果评价。

（3）护士长（一级）质量与安全检查组工作职责

1）根据各专项或学科护理质量与安全管理年度计划，负责制定本病区护理质控计划。

2）根据护理质量年度计划积极开展质控活动；

3）组织不良事件讨论案例。

4）对重点部位、关键环节、薄弱环节进行质量数据的收集。

5）将质控结果与问题进行汇总，组织科室人员讨论分析，制定改进措施。

（三）委员会工作要求

1.护理质量与安全管理委员会在分管院长领导下，行使护理质量与安全管理职责。

2.确立医院护理质量与安全管理目标并加以监管，定期分析，提出整改措施，保证护理质量与安全管理持续改进。

3.制定医院护理制度与护理质量检查标准，定期组织检查，及时总结、反馈，根据工作需要适时修订医院护理制度及护理质量检查标准，有修订标识；检查落实情况，以达到护理质量与安全管理持续改进。

4.负责护士资格准入考核，负责对护理新技术准入考核及实施过程中的监管。

5.加强对护理人员规章制度、护理管理与安全制度及法律知识的培训，提高其护理安全与质量管理意识，保障护理安全。

6.定期召开会议，分析护理质量与安全问题，找出隐患，提出防范措施，并实施质量监控。

7.负责调查、讨论分析护理不良事件发生的原因并判定其性质，提出处理意见。

8.护理质量与安全管理委员会下设若干专项护理质量与安全检查小组，负责专项护理质量与安全的督导。

9.护理质量与安全管理委员会办公室设在护理部，负责组织护理质量与安全管理委员会及专项护理质量与安全检查小组进行质量管理活动并做好记录。

五、修订依据

《护理管理学》人民卫生出版社第六版。

六、附件

无。

护理质量持续改进管理规程

类 别	医院制度—护理管理	文件名称	护理质量持续改进管理规程		
制定部门	护理部	文件编码	SDSZYY-HLB-005		
制定日期	2012-01-01	生效日期	2012-05-01		
修订日期	2020-05-01	修订次数	3	总页码	3
文件类型	☑修订 □制定	审批人		审批日期	

一、目的

加强护理质量安全管理，完善护理质量管理组织体系，促进护理质量持续改进。

二、范围

适用于护理质量管理工作。

三、定义

护理质量管理：指按照护理质量形成过程和规律，对构成护理质量的各个要素进行计划、组织、协调和控制，以保证护理服务达到规定的标准和满足服务对象需要的活动过程。

四、内容

（一）护理质量管理组织体系与职责

1.组织体系

（1）成立护理质量与安全管理委员会：由分管院长、护理部主任、科护士长、护士长组成护理质量与安全管理委员会。

（2）三级质控体系：在分管院长的领导下，实行护理部、科护士长、护理单元三级管理体系。

（3）成立质控小组：三级质控小组由护理部主任、科护士长组成，护理部主任任组长；二级质控小组由科护士长、护士长组成，科护士长任组长；一级质控小组由护士长、带教老师及高年资护士组成，护士长任组长。

2.工作职责

护理质量与安全管理委员会负责制定各项质量检查标准并检查与督导，每季度对护理质量进行全面检查，每月对上月薄弱环节进行针对性检查。护理部全面总结后，在护士长例会上进行反馈、提出整改措施并督促落实，通过PDCA管理办法形成质量改进闭环管理，以达到护理质量持续改进的目的。

（二）护理质量检查办法

1.病区自查

各护理单元质控小组结合本病区实际，制定本病区护理质量检查办法，每月对病区护理质量全面检查，并针对上月检查的薄弱环节重点检查。护士长在每月病区护士例会上，对检查中存在的问题、薄弱环节进行分析，提出整改措施及落实效果，并记录在护士长手册上。

2.大科检查

（1）工作计划：根据医院护理工作质量标准、质量管理工作计划，结合本系统专科特点和实际情况，制定并实施护理质量管理工作计划。

（2）实施方案：每月按照护理部制定的检查标准完成专项检查，跟踪科室检查发现的问题改进情况，及时反馈被查科室存在问题，每月总结上报护理部。每季度完成一次全面检查。

3.护理部检查

（1）工作计划

1）日常督导：护理部每日深入病区进行护理质量的督导与检查。

2）夜班督导：夜值班护士长巡视病区，督导并检查夜班护理质量并做好相关记录。

3）护理质量专项检查

①护理部每季度组织护理质量与安全管理委员会进行全面检查，每月进行专项检查，将检查结果汇总；

②每月对在院患者进行满意度调查、对出院患者进行电话回访、定期对护理质量组织检查或暗访，将满意度调查、检查及暗访中存在的问题及时反馈给护士长。

（2）实施

对检查中存在的问题及时指导，较严重的护理缺陷护理部责令护士长分析原因，限期整改。护理质量与安全管理委员会定期召开会议，总结质量检查中存在的问题，分析原因，提出改进措施并反馈到全体护士。

4.结果处理

与护理单元、个人及护士长绩效挂钩，考核实行一百五十分制。

（1）护理部主任及科护士长深入病区进行日常督导，对督导中发现比较大的缺陷及时登记于护理管理系统，并督促整改。

（2）根据上月检查薄弱环节，护理质量与安全管理委员会组织开展重点项目检查，根据检查情况反馈科室并督促整改。

（3）每月根据护理工作重点，五大专科小组开展全面检查，根据检查情况反馈科室并督促整改。

（4）所有质控检查项目扣分制以新修订检查标准实际条目扣分数为准。

5.罚则

护理部每月将护理质量考核成绩汇总报质量与安全管理委员会，质量与安全管理委员会将数据汇总审核后，报计财处与各护理单元奖金挂钩；护理质量检查的成绩作为护士长聘用的重要依据之一。医院质量控制办公室对护理质量检查实施情况进行监督与管理，发现问题及时纠正并反馈检查结果，提出持续改进的措施并加以落实。医院质量控制办公室每季度组织荣誉指标评选科室管理荣誉榜。

五、修订依据

1.《护士条例》（中华人民共和国国务院令第 517 号）。

2.《三级综合医院评审标准实施细则》（2018年通用版）。

3.《关于进一步深化优质护理.改善护理服务的通知》（国卫办医发〔2015〕15 号）。

4.《全国护理事业发展规划（2016–2020年）》（国卫医发〔2016〕64 号）。

5.《关于开展优质护理服务评价工作的通知》（国卫办医函〔2014〕522 号）。

六、附件

无。

护理人力资源编配管理规程

类　别	医院制度—护理管理	文件名称	护理人力资源编配管理规程		
制定部门	护理部	文件编码	SDSZYY-HLB-006		
制定日期	2012-01-01	生效日期	2012-05-01		
修订日期	2020-05-20	修订次数	3	总页码	5
文件类型	☑修订 □制定	审批人		审批日期	

一、目的

保障护理人力资源的合理配置，满足患者需求，提高护理质量及医院工作效率和效能。

二、范围

全院护理人员。

三、定义

护理人力资源管理：是人力资源的微观管理，是卫生服务组织利用护理学和相关学科的知识，对组织中的护理人员进行规划、培训、开发和利用的过程，从而达到实现组织目标。

四、内容

（一）护理人力资源编配原则

1.满足患者护理需要原则：根据患者的数量、护理任务、技术难度、手术量等情况综合考虑配置护理人力。

2.结构合理原则：主要体现在护士群体的结构比例，如年龄结构、知识结构、性别结构、专业结构等比例。

3.优化组合原则：对护理人员进行优化、合理组合，使不同年龄阶段、个性、特长的护理人员充分发挥个人潜能，做到各尽所长.优势互补。

4.经济效能原则：根据护理工作任务和工作量的变化及时调整人员配置。应在保证优质.高效的基础上减少人力成本的投入。

5.动态调整原则：护理人员的编设应不断吸引具有新观念、新知识、新技术的护理人员，并在用人的同时加强对护理人员的规范化培训和继续教育。

（二）护理人力资源编配要求

1.护床比例

（1）普通病房实际护床比不低于0.4：1，每名负责护士平均管床数不超过8个；

（2）重症监护病房护患比为（2.5～3）：1；

（3）门（急）诊、急诊观察室注册护士与患者比应当≥0.4：1；

（4）急诊抢救室注册护士与患者比为（1.5～2）：1；

（5）手术室注册护士与手术台次比为（2～3）：1；

（6）供应室护床比2.5：100；

（7）临床一线护士占全院护士比例≥95%。

2.弹性排班

根据不同专科特点、护理工作量实行科学的排班制度。需要24小时持续性工作的临床护理岗位应当科学安排人员班次；护理工作量较大、危重患者较多时，应当增加护士的数量；护士排班兼顾临床需要和护士意愿，体现对患者的连续、全程、人性化护理。

设立护理组长，增加夜班和休息日护士配置人数，各班次人员和数量安排遵循护理工作量、患者数量、危重患者数、专科疾病护理要求的弹性调整原则，增加护理高峰时段的护士人数，改进排班模式，增设早晚班、延时班等，加强基础和专科护理工作的落实，提高护理质量。

3.设置夜班双岗工作制

工作量大、任务重的护理单元的夜班实行双人在岗值班，确保2名以上的注册护士夜间值班，报护理部备案。

4.二线听班制

各护理单元每天（包括节假日）安排机动护士二线听班。遇紧急情况下调配上岗。听班人员要做到24小时保持电话通畅，随叫随到。

（三）护理人力资源调配方法

护理单元人力资源相对短缺，影响正常工作时，如科室突然接收大量急诊患者，或者在短期内大量减员等，应实施护理人力三级调配。

1.一级护理人力资源调配

属护理单元内调配。病区床位使用率在125%以下或在125%以上，一级护理以上患者不足10%时，由各护理单元护士长启动本单元紧急状态下护理人力资源调配方案。并做记录备案。

（1）各护理单元护士长必须合理安排好本单元内的人力资源，并确定在特殊情况下的替代人选。如节假日，各护理单元必须安排听班，听班者电话要保持24小时畅通，随时能到岗。

（2）各护理单元护士长根据危重患者的比例、手术量、床位使用率实行弹性排班。

2.二级护理人力资源调配

属大科内调配，当病区内床位使用率在125%以上，一级护理以上患者达10%～20%或病危患者超过8%～10%时，护理单元护士长人员调配无效或达不到工作需求时，护士长报告科护士长，由科护士长评估其护理人员配置、护理工作量、工作强度、风险系数超过预警状态，启动紧急状态下二级护理人力资源调配方案，并做记录备案。

（1）各护理单元遇到危急重症患者数量多、护理人员中休病、产、事假人数多时，原则上先由科护士长在所管辖的各护理单元间进行调配。

（2）若遇特殊情况，科护士长不能在所管辖护理单元间增援机动护士的上报护理部。

3.三级护理人力资源调配

属护理部调配。护理人力相对短缺的科室，如接收批量急诊或危重症患者时，护士长上报科护士长，科护士长报告护理部，根据床护比、床位使用率及危重患者的百分比评估确认后，由护理部启动紧急状态下三级护理人力资源调配方案。并做记录备案。

（1）护理单元加床数超过核定床位的，且床护比低于配置要求，可请求增援机动护士1人。

（2）各类重大抢救，需要安排临时特护的，增援机动护士1~3人。

（3）护理单元有长期病假（病假≥3个月），且床护比低于配置要求，可请求增援机动护士1人。

（四）建立院内护理应急急救队

当发生突发公共卫生事件、大型医疗抢救，如批量外伤、疾病爆发流行及其他特大意外事件，护理部接到通知后立即上报分管院长，同时启动应急急救队。以确保紧急情况下护理人员迅速调配到位。

1.机动护士库条件。每个护理单元中须有1~2名3年以上临床护理经验的护士作为机动护士，以备医院应对突发事件，接受临时性的工作任务等紧急调配使用。

2.上报周排班表：护士长应将下周护士排班表于周五下班前上报护理部，各科室明确不同时间，不同班次当班护士中的第一责任护士，即责任组长，当遇到紧急事件时，第一责任护士及时报告。

3.上报周排班表内容：护士长应将本护理单元怀孕≥32周护士的名单、预产期及时上报护理部，便于护理部视工作量情况为其单元调配护理人员填补因产假造成的人员空缺。护士产假结束后到护理部报到，护理部根据各护理单元实际人力资源情况进行统一调配。护士长应全面掌握护理人力资源状况，包括学历、资历、工作经历、家庭状况、思想动态等综合信息，节假日各科室必须安排听班，听班人员要做到24小时保持电话通畅，随叫随到。

4.病区内床位使用率在80%以下，一级护理以上患者在10%以下时，护士长上报机动护士（或称弹性护士）录入医院护理人力资源储备库。

（五）机动护士库管理要求

1.紧急状态下具体调配方案

机动护士库成员应随时待命，保持24小时通讯通畅，一旦有任务必须迅速赶到医院，投入急救工作。全院护士无条件服从医院及护理部调配，护理部统一调配任何科室人员，保证及时有效上岗。护士不得以任何借口拒绝和拖延，否则一切后果由本人负责。

2.机动护士培训

护理部配备一定数量的护理人员，组成机动护士库，遇抢救任务时统一调配。机动护士库成员要按时参加护理部组织的院内院外的业务培训，以提高小组成员专科理论知识、实践技能及应急反应能力。

3.机动护士处罚细则

机动护士库成员接到应急通知应及时根据指令参与应急工作，凡接到应急通知不能及时到岗者，将追究责任到个人，并纳入护理质量考核及医院年度考核，情节严重者根据医院规章制度及相关法律法规处置。

4.机动护士调配档案管理

科室临时使用人员完毕，应有书面鉴定，对帮助工作人员的工作时间、工作情况等予以记录、评价。书面鉴定交护理部存档。

五、修订依据

1. 卫生部1982年护理人力配备标准《综合医院组织编制原则试行草案》规定卫医政发〔2020〕30号文件。

2. 2012年5月4日中华人民共和国国家卫生健康委员会发布《关于实施医院护士岗位管理的指导意见》卫医政发〔2012〕3号。

3. 卫医政发〔2012〕30号 指南：《医院管理评价指南（2008版）》卫医发〔2008〕27号。

4. 2012年4月23日中华人民共和国国家卫生健康委员会发布关于印发《2012年推广优质护理服务工作方案》的通知 卫办医政发〔2012〕47号。

5. 2011年6月30日中华人民共和国国家卫生健康委员会发布《多措并举 科学管理》。

6. 2010年12月23 日中华人民共和国国家卫生健康委员会发布关于印发《医院实施优质护理服务工作标准（试行）》的通知。

7. 卢红华，李意华.人力资源弹性调配在临床护理工作中的应用.基层医学论坛.2013(33):122-123。

8. 律晨，侯跃森，王隽，史文文，王秀华.新形势下临床护士人力资源现状分析及对策.实用临床护理学电子杂志.2019(30):179。

9. 苏彬彬，杜鹃，贾金忠，王媛媛，景正伟，张驰，王志锋.中国护理人力资源现状及其配置研究.中国卫生政策研究.2018(12):60-65。

10. 中华人民共和国国家卫生健康委员会《优质护理服务评价细则》2014版。

11. 2010年12月23日 中华人民共和国国家卫生健康委员会发布关于印发《医院实施优质护理服务工作标准（试行）》的通知。

12. 2012年5月4日中华人民共和国国家卫健康委员会发布《卫生部关于实施医院护士岗位管理的指导意见》卫医政发〔2012〕30号。

13. 齐亚杰，郑蕾蕾，胡桂玲.紧急状态下护理人力资源调配方案探析.管理观察.2016(05):183-185。

六、附件

护理人力资源调配流程图。

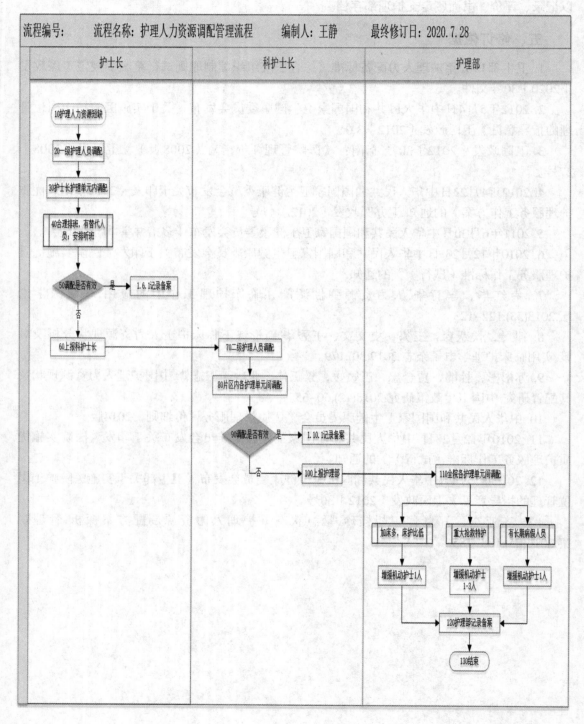

流程编号:	流程名称: 护理人力资源调配管理流程	编制人: 王静	最终修订日: 2020.7.28
护士长	科护士长		护理部

护士长管理规程

类 别	医院制度—护理管理	文件名称	护士长管理规程		
制定部门	护理部	文件编码	SDSZYY-HLB-007		
制定日期	2020-05-01	生效日期			
修订日期		修订次数		总页码	2
文件类型	□修订 ☑制定	审批人		审批日期	

一、目的

规范护士长岗位职责，正确认识护士长的角色定位，熟悉护士长职责，了解护士长的工作方法，掌握护士长的管理艺术。

二、范围

全体护士长。

三、定义

无。

四、内容

（一）护士长岗位职责

1.科护士长在护理部领导下，护士长在护理部及科护士长领导下进行工作。服从医院及护理部的各项工作安排，按时完成各项工作任务。

2.围绕医院发展规划，提出各级科室护理工作目标，制定整体护理工作计划并组织实施。制定年工作计划，明确管理目标，做到年有计划、季有重点。

3.根据相关法律法规和护理专业要求，协助护理部制定各项护理管理制度、操作规程与护理常规等，并组织落实。

4.协助护理部建立和完善护理质量控制体系，负责制定和修改护理质量标准。由护理质控小组组织护理质控成员进行护理质量检查，并做好记录。认真分析质控检查中发现的问题，及时整改。

5.深入科室临床一线，督促、检查、指导科室认真落实各项护理规章制度、工作质量标准、护理常规及技术操作规范等。对护理工作实行缺陷控制，严格防止护理差错事故的发生。

6.督促护士严格执行医嘱，每周至少查对医嘱1次，确保护理人员及时、准确执行医嘱。严防护理不良事件发生，对本病区发生的护理差错、事故，及时查明原因报告护理部，并提出改进办法及防范措施。

7.病区护士长主持病区晨会交接班，参加并指导危重、大手术病人的抢救与护理，每日参加交班，进行晨会提问，向护士阐明当日危重患者的护理要点及要求，重患者床头交接班。

8.护士长随同科主任和主任医师查房，参加科内新业务、新技术和疑难、重症、死亡病例讨论，加强医护联系和沟通。

9.护士长组织护理查房和护理会诊，每月组织1次护理查房，积极开展护理科研工作和护理经验总结。科总护士长参与并指导临床危重及疑难病人护理查房。

10.负责护理人力资源调配与管理，负责病区护理人员的排班及工作分配。尤其在突发公共事件中积极组织和合理调配护理人员参与救护。科总护士长协助做好护理人员选留、调配、培训、奖励、晋升、聘任。参与全院外聘护理人员的培训和管理。

11.负责护理教育管理。组织领导护理人员的业务学习及技术训练，实施三基培训工作，科室护理人员有培训计划及考核安排，实施率100%，考核合格率100%，有记录。

12.负责护理人员的思想品德教育，关心护士的思想、工作和生活，维护护士的合法权益，协助解决实际问题，充分调动护理人员的工作积极性。

13.具有护理科研的能力，能够积极组织各学科开展科研工作，不断总结经验，推动护理工作不断发展。

14.督促检查并及时反馈卫生员的工作情况，保持病区环境安静、整洁，布局合理，便民设施放置于醒目位置，各种安全温馨标识粘贴符合规范。

15.护士长定期督促检查表格用品、护理用具、仪器设备、被服、药品的请领及保管。

16.按时出席医院及护理部召开的会议，并准确、及时传达会议精神，及时、准确书写护士长手册及各种记录本。

17.护士长要及时与分管领导汇报工作，保证信息畅通。

18.护士长非节假日、休息日，离开本院半天必须向科护士长请假、一天及以上必须向护理部请假，科护士长离开本院必须向护理部请假。

（二）急诊科护士长岗位职责

除护士长职责外，还需做好突发公共卫生事件处理，突发性公共卫生事件及大型抢救要做好院前急救，院内抢救及监护的组织指挥。

1.组织护理人员接诊病人快，分诊准确，做到无误诊、无漏诊。

2.抢救病人做到抢救治疗快，医护配合好，技术熟练，做到分秒必争，绿色通道畅通。

3.留观病人做好病情观察和护理工作，及时解决病人的需求。

4.对重大抢救病员要亲自参加并组织护理人员进行抢救，严防差错事故的发生。

五、修订依据

1. 2016年11月18日中华人民共和国国家卫生和计划生育委员会办公厅印发的《全国护理事业发展规划（2016—2020年）》（国卫医发〔2016〕64号）。

2. 2008年1月23日国务院第206次常务会议通过，自2008年5月12日起施行的《护士条例》。

六、附件

无。

护士分层级管理规程

类　别	医院制度—护理管理	文件名称	护士分层级管理规程		
制定部门	护理部	文件编码	SDSZYY-HLB-008		
制定日期	2012-01-01	生效日期	2012-05-01		
修订日期	2020-05-01	修订次数	3	总页码	4
文件类型	☑修订 □制定	审批人		审批日期	

一、目的

落实护理人员分层次使用，合理安排和有效利用护理人力资源，保证护理人才的培养和临床护理质量。

二、范围

全院在职护理人员。

三、定义

层级管理：指在组织管理过程中，明确各职位的职责、权力和利益，各在其位，各司其职，各负其责，严格按照组织程序办事。

四、内容

（一）护理岗位分级

1.设立护士层级

护理部对护士按学历水平、工作年限、专业技术职称和个人能力实行分层级管理。设立N0～N4五个等级。

（1）N0级（试用期）：从事护理工作1年以内的护士，在上级护士的指导下从事临床护理工作。

（2）N1级（成长期）：工作年限＞1年的护士，具备独立分管病情稳定患者的能力。

（3）N2级（熟练期）：工作年限＞7年的护士，工作年限＞5年的护师，工作年限＞1年的主管护师，具备独立分管病情较重患者的能力，参与临床教学和管理工作。

（4）N3级（骨干期）：工作年限＞11年的护师，工作年限＞7年的主管护师，具有本科及以上学历、护师及以上职称的人员，具备独立分管急危重症患者的能力，能承担临床教学和专科指导等工作。

（5）N4级（护理专家）：工作年限＞11年的主管护师，副主任护师资格及以上，具有本科及以上学历、医院聘用的具有高级职称的护士或专科护士（经过省级及以上卫生行政部门或行业学会培训并考核合格），能负责疑难.危重患者专科护理，承担护理咨询、全院护理会诊以及专科指导、护理研究等工作，有条件的可以开设专科护理门诊。

2.设立岗位职责

（1）N0级护士岗位职责

1）在护士长和上级护士指导下，完成病情较轻患者的临床护理工作，正确安全地执行基础护理操作规范。

2）在上级护士指导下，掌握中医护理理论，执行具有中医特色的护理方案、护理常规，运用护理程序，实施整体护理，并做好护理记录。

3）掌握各项护理工作制度及岗位职责，认真、准确、及时地完成各项护理工作。

（2）N1级护士岗位职责

1）独立完成病情较轻患者的临床护理工作，参与重症病人的护理。

2）正确、熟练地执行本科室常见专科护理及技术操作。

3）经上级护士的指导，运用护理程序，实施整体护理，执行具有中医特色的护理方案.护理常规，执行本科室常见专科护理及技术操作。

4）按照责任制整体护理的模式实施临床护理，与患者良好沟通。

5）掌握各项护理工作制度及岗位职责，认真、准确、及时地完成各项护理工作。

（3）N2级护士岗位职责

1）具有承担病情较重病人护理的能力，参与危重病人的抢救，做好危重、疑难患者的护理工作。

2）正确执行本科室专科护理及技术操作，履行岗位职责。

3）对低年资护士进行工作指导并参与带教。

4）协助护士长拟订病房护理工作计划，参与病房管理工作。组织护理查房，解决本病房的临床护理问题。

5）对护理工作中存在的护理缺陷能及时发现，并能分析原因，提出防范措施。

6）在上级护士的指导下，运用护理程序，制定并执行具有中医特色的护理方案、护理常规，实施整体护理；制定本病区中医健康教育计划并有效实施。

7）熟练运用护理程序，准确评估患者健康状态，实施整体护理，书写护理病历。

8）带领下级护士完成中医常用护理技术以及新业务、新技术的临床实践。

（4）N3级护士岗位职责

1）承担重症病人护理及全院护理会诊。

2）组织.实施危重病人抢救，护理查房，疑难病例讨论，承担院内护理会诊。

3）承担本科内高风险，高难度护理及技术，承担并指导下级护士完成责任护士职责。

4）掌握本专业新技术，新业务的进展，具有较强的授课能力，承担护理教学任务。

5）掌握中医护理理论，运用护理程序，制定并执行具有中医特色的护理常规，实施整体护理。

6）协助护士长拟订病房护理工作计划，参与病房管理工作，组织护理查房，解决本病房的临床护理问题。

7）对护理工作中存在的护理缺陷能及时发现，并能分析原因，提出防范措施。

8）在上级护士的指导下制定本病区中医健康教育计划并有效实施。

9）带领下级护士完成中医常用护理技术以及新业务、新技术的临床实践。

10）参与护理科研及病房管理。

（5）N4级护士岗位职责

1）组织危重患者护理及全院专科会诊、护理查房。

2）能独立处理本专业疑难、复杂护理问题。

3）运用循证护理及专业知识修订并完善技术内涵、技术流程，不断提高专业技术水平。

4）能掌握本专业新技术、新业务的进展，具有较强的授课能力。

5）协助护理部做好晋级业务考核和培训工作，制定急、重、疑难病症等护理常规。

6）挖掘整理中医学中有关护理的理论，制定中医护理常规辨证施护并指导临床实践。

7）对临床护理工作中的缺陷，有能力分析原因并提出处理意见和改进措施。

8）指导下级护士运用护理程序，制定并执行具有中医特色的护理方案、护理常规，实施整体护理。

9）具有科研教学能力，能够运用科学的管理方法指导病房质量持续改进。

10）参与护理科研及病房管理。

3.岗位培训

（1）分层级培训：实行护士分级培训及考核制度，每年制定各层级护理人员的培训及考核计划，按计划落实培训及考核内容，并把结果纳入护士个人技术档案。

1）N0级护士培训要求：新护士岗前培训，基础理论、基本知识、基本技能等三基三严培训（包括相关法律法规、医院规章制度、工作流程、护理常规、基本技能、应急预案、医德医风、医患沟通等）。

2）N1级护士培训要求：继续教育、专科知识技能、新技术、新设备应用，护理专业规范化培训等。

3）N2级护士培训要求：重症护理、临床带教，重点岗位进行准入培训等。

4）N3级护士培训要求：管理技能、抢救技能，掌握个案护理、循证护理知识、专科护士培训等。

5）N4级护士培训要求：高级研修、对外交流或访问学者等。

（2）考核

1）考核方案：成立由护理部、科护士长、护士长组成的护理考核委员会，根据培训要求制订考核方案。

2）考核内容：包括全院理论和操作考核、继续教育、护理单元考核成绩、年终个人述职。高层级护士侧重于护理教学、护理管理和护理科研能力考评，低层级护士侧重于基本技能、专科护理能力考评。

3）考核方法：护士长或主管部门领导在平时工作中通过观察法、访谈法、个案考核法等对考核对象进行评价，将定性考核与定量考核相结合，每年度向被考核对象反馈考评结果，指出存在问题，提出改进要求。考核结果记入护士个人技术档案。

（二）人力资源调配

1.弹性排班

排班实施动态管理，及时了解病房护士在岗情况，并根据各科室床位使用情况进行人员的动态管理。病区按护理工作量和专业技术要求等要素，实施弹性排班，增加高峰工作时段.薄弱时间段.夜班的护士人力，增加相应班次人数，确保技术力量均衡性，保证护理工作的连续和工作的落实。

2.层级搭配

管理者应用能级动态对应的原则，把每个人安置在相应的岗位上，充分发挥其专长，做到人尽其才、才尽其用、职能对应、职责明晰。同时，各组人员按照层级、经验、技术能力合理搭配，各班次均有高年资、高层级护士在班指导，团队合作，优势互补，提高团队协作能力，减轻当班护士压力。

（三）考核与绩效

1.岗位考核

根据工作时间及年度岗位晋级考核结果确定层级。

2.岗位分级与绩效

按照护理层级划分定阶年资系数。按护理岗位、工作量、工作质量、患者满意度.技术难度进行绩效考核。

五、修订依据

1.《全国护理事业发展规划（2016–2020年）》。

2.《三级综合医院评审标准实施细则》（2018年通用版）。

3.《综合医院分级护理指导原则》（卫医政发〔2009〕49号）。

4.《医院实施优质护理服务工作标准（试行）》（卫医政发〔2010〕108号）。

5.《关于实施医院护士岗位管理的指导意见》（卫医政发〔2011〕112号）。

六、附件

无。

机动护士库管理规程

类　别	医院制度—护理管理	文件名称	机动护士库管理规程		
制定部门	护理部	文件编码	SDSZYY-HLB-009		
制定日期	2012-01-01	生效日期	2017-07-01		
修订日期	2020-05-01	修订次数	3	总页码	2
文件类型	☑修订 □制定	审批人		审批日期	

一、目的

1. 提高机动护士的工作能力及应急能力。
2. 缓解特殊时期临床科室护理人员不足的情况。
3. 解决突发事件时的人力需求。

二、范围

全院护理人员。

三、定义

机动护士：医院护理队伍中设立的隶属于护理部统一调配管理，具有一定灵活性、应急性强、综合素质高的护理人员。

四、内容

（一）入选条件

1. N1级及以上护士。
2. 从事临床护理工作3年以上。
3. 具有较强的适应能力和应变能力。
4. 身体素质好，具有吃苦耐劳、乐于奉献、积极进取的精神。

（二）入选办法

符合条件的护士自愿申请、病区推荐、考核合格后入选。考核内容包括基础理论、专科理论、操作技能及职业素质等，最终护理部根据平时工作能力及考核结果审核后确定。

（三）理论培训

主要内容包括护理职业道德教育、突发事件应急处理、传染病防控知识、急救知识、重症监护、呼吸机管理及各种监测仪的使用等。培训方式为自学及讲座，使护士熟练掌握理论知识。

（四）技能培训

由护理部组织对机动护士进行护理技能培训，主要包括心肺复苏、各种监护仪使用、呼吸机使用、输液泵、微量泵、肢体固定、伤员搬运等技能，达到人人熟练掌握。

（五）专科轮转

机动护士到全院主要专科轮转学习，包括急诊科、ICU、儿科及内、外科的重点科室。由各病区带教老师带教，重点掌握急救知识和各专科知识与技能，急危重患者的护理、病情观察等。根据不同科室和每名护士的不同情况分别指导，轮转结束后进行急危重患者抢救模拟演练及专业知识考试。

（六）院外培训和进修

有条件的情况下可优先选派机动护士到院外进修学习或参加学术会议，以开阔视野，积累经验。

（七）职责

随时处于应急状态，通讯24h畅通，听从护理部的随时调配，保证在最短时间内到达救护现场。

（八）调配程序

1.各病区凡遇急、危重症患者集中或患者剧增等情况导致护理人员不足时，经病区调整不能解决的，上报护理部，护理部应及时调配机动护士增援病区。

2.遇重大事件，原则上由护理部抽调相关人员在指定时间到达指定地点。遇突发事件等特殊情况时，护理部可直接通知机动护士，保证在最短时间内到达救护现场。

3.机动护士由护理部统一进行调配.管理，平时分配在各病区工作，需要时护理部随时抽调，并根据工作情况和年度考核成绩进行人员调整，优胜劣汰。

4.机动护士在病区工作时，岗位工资及绩效工资由所在病区承担；承担医院分配任务时岗位工资及绩效工资由医院承担。

五、修订依据

《中华人民共和国突发事件应对法》。

六、附件

无。

护士执业资格审核管理规程

类　别	医院制度—护理管理	文件名称	护士执业资格审核管理规程		
制定部门	护理部	文件编码	SDSZYY-HLB-010		
制定日期	2012-01-01	生效日期	2012-05-01		
修订日期	2020-05-01	修订次数	3	总页码	2
文件类型	☑修订 □制定	审批人		审批日期	

一、目的

加强执业人员资格准入和执业管理，确保护理质量安全。

二、范围

全院护理人员。

三、定义

执业资格是政府对某些责任较大、社会通用性强、关系公共利益的专业技术工作实行的准入控制，是专业技术人员依法独立开业或独立从事某种专业技术工作学识.技术和能力的必备标准。

四、内容

（一）执业准入

1.执业资质

依据《护士条例》等规定，取得《中华人民共和国护士执业证书》并按规定注册的护理人员，方具有执业资质。

2.资质审核

护理部负责护士首次注册、延续注册及变更注册工作。

3.提供资料

（1）首次注册：《山东省护士执业注册申请审核表》、身份证明复印件、毕业证书原件及复印件、实习证明或实习鉴定表原件及复印件、护士执业资格考试成绩合格证明原件及复印件、健康体检证明、劳动合同复印件、近期正面白底半身免冠彩色小二寸照片1张。

（2）延续注册：《山东省护士执业注册申请审核表》、《护士执业证书》原件、身份证明复印件、健康体检证明。

（3）变更注册：《山东省护士执业注册申请审核表》、《护士执业证书》原件、身份证明复印件、劳动合同复印件、健康体检证明。

（二）特殊情况的执业资格管理

1.尚未取得执业资格的护理人员

未取得执业资格的护士不得独立进行操作，各项工作必须在高年资护士的指导下进行；在处理医嘱时，必须由主管护师以上资质的护理人员或护士长对其处理的医嘱进行审核签字后方可执行，其书写的护理记录也必须经上述人员审核.修改并签字。

2.新调入尚未变更注册的护理人员

对新调入护理人员(已持有护士执业证书者)，应按规定尽快办理相应的变更手续，变更事宜办理完成前，不得独立执业。

3.通过全国护士执业资格考试，尚未取得证书的护理人员

通过全国护士执业资格考试的护士，在未发证前仍按无证人员对待，执业证书下发后，护理部将通知科室和本人，记入个人技术档案，并按注册护士的资质安排各项工作。

（三）特殊资质的执业资格管理

进行高风险操作必须持有资格许可证；对取得专科护士证书的护理人员按时进行资质复核。

五、修订依据

1.《护士条例》（中华人民共和国国务院令第517号）。

2.《护士执业注册管理办法（2011版）》（中华人民共和国卫生部令第59号）。

3.《三级综合医院评审标准实施细则》（2018年通用版）。

4.《全国护理事业发展规划（2016–2020年）》（国卫医发〔2016〕64号）。

六、附件

无。

特殊护理岗位准入管理规程

类　别	医院制度—护理管理	文件名称	特殊护理岗位准入管理规程		
制定部门	护理部	文件编码	SDSZYY-HLB-011		
制定日期	2017-01-01	生效日期	2017-05-01		
修订日期	2020-05-01	修订次数	2	总页码	3
文件类型	☑修订 □制定	审批人		审批日期	

一、目的

护士依法实施行业资格准入,并确保其在从业生涯中不断接受专业继续教育,以维护护理队伍的执业素质,保障公共健康安全。

二、范围

1. 急诊专业护士。
2. 手术室专业护士。
3. 重症医学专业护士。
4. 血液透析专业护士。
5. 肿瘤专业护士。

三、定义

无。

四、内容

（一）急诊专业护士准入条件

1. 急诊专业护士长必须具备中级以上专业技术职务任职资格和2年以上急诊临床护理工作经验,具备一定的管理能力。

2. 急诊专业护士必须为具有3年以上临床护理工作经验,经岗位培训合格的注册护士。定期接受急救知识、技能的再培训与考核,再培训间隔时间原则上不超过2年。

3. 急诊专业护士应具备的知识与技能

（1）急诊护理工作内涵及流程,急诊分诊。

（2）急诊科内的医院感染预防与控制原则。

（3）常见危重症的急救护理。

（4）创伤患者的急救护理。

（5）急诊危重症患者的监护技术及急救护理操作技术。

（6）急诊各种抢救设备、物品及药品的应用和管理。

（7）急诊患者心理护理要点及沟通技巧。

（8）突发事件和群伤的急救配合.协调和管理。

（二）手术室专业护士准入条件

1.手术室专业护士长必须具备中级以上专业技术职务任职资格和5年以上手术室工作经验，具备一定的管理能力。

2.手术室护士应当为接受岗位培训的注册护士。定期接受手术室相关知识.技能的再培训与考核，再培训间隔时间原则上不超过2年。

3.手术室护士应具备的知识与技能

（1）熟悉手术室环境.布局及基本设备.物品的定位，特别是急救物品的定位和使用。

（2）掌握手术室各种专科仪器设备的使用、调试和保养。

（3）掌握无菌.消毒和隔离的知识并熟悉操作规程，掌握感染手术器械的处理。

（4）熟练掌握基础器械的名称、用途、使用方法及器械的清洗和保养；熟知各专科敷料单的名称和折叠方法。

（5）熟练掌握手术室的各项基本操作(包括铺无菌台、穿脱无菌手术衣和手套、洗手方法和患者手术体位的摆放等)及各专科手术的配合。

（6）掌握手术标本的固定、登记及固定液的配制；按要求进行护理文书书写(手术患者交接护理记录单、手术清点记录单)。

（三）重症医学专业护士准入条件

1.重症医学专业护士长必须具备中级以上专业技术职务任职资格，且在重症监护领域工作3年以上，具备一定的管理能力。

2.重症医学专业护士必须为接受过严格的专业理论和技术培训并考核合格的注册护士。定期接受重症医学相关知识、技能的再培训与考核，再培训间隔时间原则上不超过2年。

3.重症医学专业护士应具备的知识与技能

（1）掌握重症医学专业相应的医学基础理论知识、病理生理学知识及多专科护理知识和实践经验，具有较强的评判性思维能力。

（2）掌握重症监护的专业技术：输液泵的临床应用和护理，外科各类导管的护理，给氧治疗、气道管理和人工呼吸机监护技术，循环系统血液动力学监测，心电监测及除颤技术，血液净化技术，水、电解质及酸碱平衡监测技术，胸部物理治疗技术，重症患者营养支持技术，危重症患者抢救配合技术等。

（3）除掌握重症监护的专业技术外，应具备以下能力：各系统疾病重症患者的护理、重症医学科的医院感染预防与控制、重症患者的疼痛管理、重症患者的心理护理等。

（四）血液透析专业护士准入条件

1.血液透析室护士长必须具备中级以上专业技术职务任职资格和2年以上血液透析临床护理工作经验，具备一定的管理能力。

2.血液透析专业护士必须为经过血液净化基本治疗操作培训并考核合格的注册护士。定期接受血液透析相关知识、技能的再培训与考核，再培训间隔时间原则上不超过2年。

3.血液透析护士应具备的知识与技能

（1）掌握护理专业的基本知识、基本理论和基本技能。

（2）掌握肾病及血液透析理论知识。

（3）掌握血液透析机的基本性能及操作方法。

（4）熟练掌握透析治疗流程及应急措施。

（五）肿瘤专业护士准入条件

1.肿瘤专业护士长应当具备中级以上专业技术职务任职资格和2年以上肿瘤专业临床护理经验，具有一定的管理能力。

2.肿瘤专业护士必须为接受过严格的专业理论和技术培训并考核合格的注册护士。定期接受肿瘤专业相关知识、技能的再培训与考核，再培训间隔时间原则上不超过2年。

3.肿瘤专业护士应具备的知识与技能

（1）掌握护理专业的基本知识、基本理论和基本技能。

（2）掌握肿瘤护理工作的标准、流程与方法。

（3）熟练掌握肿瘤患者的护理常规及常见并发症的护理。

（4）熟练掌握肿瘤专业患者急救专业知识。

（六）准入培训与考核

1.特殊护理岗位准入培训与考核由各专业科室与护理部共同完成，培训时间为6个月。

2.特殊护理岗位根据专业需求负责制定护士准入培训及考核计划，并组织实施。

3.分阶段考核：准入培训以3个月为一阶段完成，并进行分阶段考核，包括理论考核和技能考核，由各专业组织完成。

4.培训期满考核：全部培训结束后，组织综合的理论考核、技能考核及综合素质测评（病情观察能力、应急处理能力、沟通能力、团结协作、工作态度、岗位胜任能力等），考核不合格者不予准入。考核合格并在护理部备案后方可独立从事特殊岗位护理工作。

5.获得特殊岗位准入资质的护士每年必须参加本专业继续教育培训和考核，培训时间不少于20学时。

五、修订依据

2016年11月24日中华人民共和国国家卫生和计划生育委员会关于印发《全国护理事业发展规划（2016-2020年）》的通知（国卫医发〔2016〕64号）。

六、附件

无。

护理人员培训规程

类 别	医院制度–教学培训	文件名称	护理人员培训规程		
制定部门	护理部	文件编码	SDSZYY–HLB–012		
制定日期	2017–01–01	生效日期	2017–05–01		
修订日期	2020–05–01	修订次数	2	总页码	8
文件类型	☑修订 □制定	审批人		审批日期	

一、目的

全面提升我院护理人员的专业技能和职业素质，增强护理人员能力。

二、范围

全院护理人员。

三、定义

无。

四、内容

（一）分层培训

1.新入职护士

所有从医学院校毕业进入医院的新护士；从事临床护理工作2年以内的护士。

2. 规范化培训护士的学历及工作年限要求

（1）中专学历从事临床护理工作10年以内。

（2）全日制大专学历从事临床护理工作7年以内。

（3）全日制本科及以上学历从事临床护理工作5年以内。

3.专业深化培训护士的学历及年限要求

（1）中专学历至少工作10年以上。

（2）全日制大专学历至少工作7年以上。

（3）全日制本科及以上学历至少工作5年以上。

（二）新入职护士培训

1.基础培训

（1）基本理论知识培训

法律法规规章：熟悉《护士条例》《侵权责任法》《医疗事故处理条例》《传染病防治法》《医疗废物管理条例》《医院感染管理办法》《医疗机构临床用血管理办法》等相关法律法规规章。

规范标准：掌握《临床护理实践指南》《静脉输液操作技术规范》《护理分级》《临床输血操作技术规范》等规范标准。

规章制度：掌握护理工作相关规章制度、护理岗位职责及工作流程。如患者出入院管理制度、查对制度、分级护理制度、医嘱执行制度、交接班制度、危重症病人护理管理制度、危急值报告及处置制度、病历书写制度、药品管理制度、医院感染管理制度、职业防护制度等。熟悉医院相关工作流程、规章制度等。

安全管理：掌握患者安全目标、患者风险（如压疮、跌倒/坠床、非计划拔管等）的评估观察要点及防范护理措施、特殊药物的管理与应用、各类应急风险预案、护患纠纷预防与处理、护理不良事件的预防与处理等。

护理文书：掌握体温单、医嘱单、护理记录单、手术清点记录单等护理文书的书写规范。

健康教育：掌握患者健康教育的基本原则与方法。健康教育主要内容包括：出入院指导、常见疾病康复知识、常用药物作用与注意事项、常见检验检查的准备与配合要点等。

心理护理：掌握患者心理特点、常见心理问题如应激反应、焦虑、情感障碍等识别和干预措施，不同年龄阶段患者及特殊患者的心理护理、护士的角色心理和角色适应、护士的工作应激和心理保健等。

沟通技巧：掌握沟通的基本原则、方式和技巧，与患者、家属及其他医务人员之间的有效沟通。

职业素养：熟悉医学伦理、医学人文、医德医风、护理职业精神、职业道德和职业礼仪等。

（2）常见临床护理操作技术培训：掌握并熟练运用常用临床护理操作技术（具体名称见附件二、三）。

（3）专业理论与实践能力培训：掌握并熟练运用专业理论知识与技能。

（4）中医药基础知识：非中医院校或中医护理专业毕业的护士，三年内应系统接受≥100学时的中医药知识和技能岗位培训，并取得结业证书。

2.专业培训

（1）重点科室轮转：护理部根据自身情况制定护士轮转计划，建议专业培训期间，护士须轮转急诊，重症医学科，以及内、外、妇、儿系统的重点科室；每个科室轮转不少于6个月。急诊科、重症医学科、手术室等特殊科室轮转期间，在准入前需在带教老师指导下完成各项工作。

（2）实施渐进式临床实践培训：由于护士轮转到某专科时其从事临床实践的时间不一，各临床科室应针对该护士从事临床实践工作的时间长短不同来制定不同的培训计划，实施渐进式临床实践培训。

3.培训方式

（1）基础培训由护理部组织实施，采用课堂讲授、小组讨论、操作示教、视频教学、网络教学等培训方法。

（2）专业知识和技能培训由科室制定计划，组织实施，采用小讲座、操作示教、小组讨论、临床查房、床边情景模拟教学、个案护理等培训方式。

4.考核管理

（1）护理部制定护士规范化培训方案，科室有具体的培训及考核计划，对规范化培训阶段的护士进行分阶段考核。

1）岗前培训结束后，护理部组织进行理论及操作考核，考核合格后方可进入临床，不合格者予以再培训，直至考核合格。

2）重点科室轮转期间，科室每季度至少组织理论、技能考核1次，护理部每年组织理论、操作考核1次；考核合格者方可轮转下一科室，不合格者延期出科或重新轮转。

3）轮转结束后，护理部组织综合能力测评，包括专业理论水平、专业实践技能、病情观察能力、沟通能力、应急处理能力、团结协作、工作态度、工作效率等方面。

（2）护士认真填写成长档案和培训记录，带教老师审核并签字。

（3）学分考核：每年完成医院要求的继续教育项目并取得学分。

（4）出勤考核：两年内由于病事假、生育累计超过3个月不能按期完成培训的不进行综合能力测评，待能正常工作时，再进入下一年度培训和考核。

（5）护士按计划完成重点科室的轮转，以上考核均合格后方可进入第二阶段培训。

（三）护士专业胜任培训

1.层级基础培训内容

（1）理论培训：分为公共知识、专业知识。

1）公共知识：护理规章制度、质量标准、应急预案、不良事件管理、护理安全教育、护士综合素质提高等相关内容。医院各级各类相关的继续教育培训项目。

2）专业知识：专科理论、急危重症护理、前沿理论等。

3）中医护理知识：中医护理理论、健康宣教、护理方案等。

（2）技能培训

1）护理部技能培训：心肺复苏、电除颤等急救技能。

2）科室技能培训：专科护理操作技能、仪器设备操作、急重症患者的抢救技能、专科新技术等。

（3）临床实践培训

1）专业实践培训：独立分管患者并完成急危重患者抢救工作。

2）教学能力培训：带教实习护士；参与进修/转科护士带教；参与组织护理查房、专科讲座和危重病例讨论。

3）管理能力培训：参与科室护理质量管理或承担科室护理质量控制小组相关工作。

2.专业提高培训内容

培训内容根据护士参加的不同专业培训类型而定。

3.考核管理

（1）护理部制定专业胜任培训方案，科室有具体的培训及考核计划，对护士分管患者数量、承担护理讲座、护理查房、病例讨论的任务、参与科室质量管理的要求等有具体的规定。

（2）护士按要求完成培训计划，认真填写个人技术档案培训记录，每年接受培训不少于20学时，其中中医培训不少于12学时。

（3）理论考核：科室每月组织1次，护理部每年组织1次。

（4）操作考核：科室每月组织1次，护理部以床旁跟踪考核为主，每年至少1次。

（5）学分考核：每年完成医院要求的继续教育项目并取得学分。

（6）复岗考核：病事假、生育假连续超过3个月者需完成复岗培训，考核合格后方能上岗。

（7）以上考核均合格后方可进入第三阶段培训。

4.专业提高培训

选拔表现优秀的护士参加专业提高培训，如专科护士培训、机动护士培训、临床带教老师培训等。

（1）机动护士培训

1）培训目标

①掌握常见疾病护理常规和常用操作技能。

②掌握急危重患者护理的基本知识与技能。

③掌握基本急救技能，能够正确使用常用急救仪器、设备。

④能够承担相关科室的常规护理工作，满足调配需要。

⑤熟悉常见、突发及应急事件的处理，并能够有效应对。

2）培训内容

①应对与处置突发事件能力，急危重症专业知识及技能。

②常见疾病护理常规和常用操作技能。

③特殊仪器、设备的使用等。

④应急演练：护理部每季度组织机动护士应急演练1次，采用模拟应急救援现场的实训方式，提高机动护士的实战能力。

3）考核管理

①护理部组织对新入库机动护士进行培训后的综合能力考核，考核合格后方可纳入机动护士库，由护理部统一管理。

②建立机动护士档案，记录基本信息、培训考核与调配情况。

③机动护士要服从护理部调配安排；保持24小时通讯畅通，离开市区时必须向上一级管理者请假；面对突发、应急事件接到应急调配通知后，在规定时间内到岗。

（2）专科护士培训

1）培训内容：专科理论、技能；本专科前沿理论与技能；本专科涉及相关学科理论等；或根据相关专科培训要求。

2）培训方法：外派参加国家级/省级专科护士培训班，或参加院内专科护士培训班。

3）培训考核：根据不同专科培训要求进行考核。

4）考核管理

①开展院内专科护士培训的医院须具有本专科"省级以上专科护士培训基地"资质。

②获得专科护士资质的护士每年参加该专科继续教育培训时间不少于20学时。

③护理部每5年组织对专科护士进行专科理论、技能水平、专科工作业绩考核，对其专科护士能力进行复核。

④对于离开本专科的人员，予以取消其专科护士资质。

（3）临床教学护士培训

1）教学培训

①护理部组织公共课培训：内容包括带教老师职责、教学计划制定、新的教学方法和理念、考核方法、沟通交流技巧等。

②临床实践培训：临床带教老师不能脱离临床，并直接从事临床护理工作。

③教学实践培训：主持开展护理讲座或护理查房，在科室护士长的指导下，负责实习及进修护士的临床带教工作，同时协助护士长进行低年资护士的培养。

④优先安排带教老师外出参加进修、学术交流、专业护士资质培训等培训项目。

2）管理与考核

①临床教学护士在护理部的组织下进行统一选拔。

②教学护士实行聘任制与动态管理，可定期通过教学检查、教学查房、组织座谈会等形式，评价教学护士的教学能力及质量，考核不合格者不能担任教学护士。

③聘任期间出现违章违纪、教学事故及不能履行工作职责者予以随时解聘。

（四）护士专业深化培训

1.层级基础培训

（1）理论、技能培训：护理管理培训、护理科研培训、专科新业务、新技术培训。

（2）临床实践培训

1）专业实践培训：独立完成并指导急危重患者的护理及抢救工作；指导专科护理工作及新技术、新业务的发展；择优选派参加专科护士培训、外出进修学习；推荐进入护理专业学术委员会。

2）教学能力培训：独立带教实习护士、新护士、进修护士及专科护士；主持护理查房、专科讲座和病例讨论。

3）管理能力培训：承担科室护理质量控制小组相关工作；参与或主持护理质量改善活动、不良事件讨论。

2.个人成长培训

个人成长培训以自主学习为主，护理部和科室给予支持并提供培训的环境。医院可根据自身情况提供护理教学、护理管理、护理科研等集束化培训，设为护士选修课程。具体内容可参照如下。

护理教学集束化培训：临床护理教学概论、成人学习特点、教学计划制定、教学过程的构成要素、教学方法分类与实践、临床护理教学的风险管理、教学考核与评价等，通过护理教学集束化培训，培养临床护理教学人才。

护理管理集束化培训：管理基础理论、变革与领导、演讲的艺术、管理思维艺术、有效沟通及病患投诉护理、绩效管理、流程管理、项目管理、目标管理、风险与危机管理、护理管理工具、医院优质服务体系建设、护理品牌的建设与管理、护理团队建设、压力管理与情绪调控等，通过护理管理集束化培训，培养护理管理人才。

护理科研集束化培训：中医护理科研选题、文献检索、论文设计、论文撰写、循证护理、课题申请等，将临床护理与科研紧密结合，促进临床护理成果转化。通过护理科研集束化培训，培养护理科研人才。

专科护理深化培训：中医专科护理前沿理论、技能，专科护理临床高级实践、专科护理学术研究等，在专科护理领域做深入的学习、实践与研究，引领专业发展，成为专科领域的护理学科带头人。

3.考核管理

（1）护理部制定专业深化培训方案，科室有具体的培训及考核计划，对护士分管患者数量、承担护理讲座、护理查房、病例讨论的任务、参与科室质量管理、不良事件分析活动的要求等有具体的规定。

（2）护士按要求完成培训计划，认真填写个人技术档案培训记录，每年接受培训不少于20学时，其中中医培训不少于12学时。

（3）理论考核：科室至少每半年组织1次，护理部每年组织1次。

（4）操作考核：科室至少每半年组织1次，护理部以临床跟踪考核为主，至少1年1次。

（5）学分考核：每年完成医院要求的继续教育项目并取得学分。

（6）病事假累计超过3个月者需完成复岗培训，考核合格后方能上岗。

（7）医院可组织开展临床护理教学人才、护理管理人才、护理学科带头人的遴选，提供合适的岗位与发展机会。

（五）院内护士继续教育培训

1.护理部根据护理人员分层培训需求制订出每年院内继续教育培训计划，并组织护理人员进行分层次培训。

2.护理部组织的院内继续教育形式为学术报告、专题讲座、技术操作示教、新技术推广等，每次可授予主讲人Ⅱ类学分2学分，授予参加者0.5学分。

3.院内中医护理病例讨论会、中医护理大查房，每次主讲人可授予Ⅱ类学分1学分，参加者授予0.5学分。

4.大科系按专科特点制定培训计划并组织实施。

5.科室继续教育培训讲座每月1次，组织开展中医护理查房及中医护理病例讨论。

6.护理部年底将学分累计作为个人院内继续教育考核标准，一年学分累计≥10分（中医类学分≥6分）为合格，并记录在护理人员《个人技术档案》中。

（六）"三基三严"培训

1.在分管院长领导下，护理部负责全院护士的"三基三严"培训、计划、安排、考核和奖惩。

2.护理部负责制定全院护士的基本理论、知识、操作的培训计划、考核办法和奖惩细则。

3.护理部按计划完成对全院护理人员的相关培训，每年至少进行1次三基理论知识与技能的考核。

4.各大科护士长每季度按护理部制定计划，结合本科室专业特点对大科区域内的护理人员进行基本理论、知识、操作的培训和考核。

5.各护理单元护士长每月按护理部制定计划对本科室护理人员进行基本理论、知识、操作的培训和考核。

6.护理部有针对性地进行急诊、急救知识和技能集中培训，以提高我院人员的"三基"水平，并随机抽查，反馈培训效果。

五、修订依据

1. 2018年5月14日国家中医药管理局办公室发布了关于印发《中医医院新入职护士培训大纲（试行）》的通知（国中医药办医政函〔2018〕77号）。

2. 2010年7月21日国家中医药管理局医政司发布关于印发《中医医院中医护理工作指南（试行）》的通知（国中医药医政发〔2010〕36号）。

六、附件

1. 新入职护士理论与实践能力培训时间分配表。

新入职护士理论与实践能力培训时间分配表

项目	内容		时间	要求
基础培训（基本理论知识及常见临床护理操作技术培训）	基本理论知识	法律法规	2周~1个月	医院可根据实际，进行具体安排。
		规范标准		
		规章制度		
		安全管理		
		护理文书		
		沟通技巧		
		医学人文		
		职业素养		
	常用临床护理操作技术			
专业培训（专业理论与实践能力培训）	内科系统	心血管内科	6个月	任选1~2个专科，每个专科培训3~6个月。
		呼吸内科		
		消化内科		
		血液内科		
		肾脏内科		
		内分泌科		
		风湿免疫科		

项 目	内 容		时 间	要 求
		感染科		
		神经内科		
	外科系统	普外科	6个月	任选1~2个专科，每个专科培训3~6个月。
		骨科		
		泌尿外科		
		胸外科		
		心外科		
		血管外科		
		神经外科		
	急诊科、重症监护病房		6个月	医院可根据实际，进行具体安排。
	妇产科、儿科、手术室、肿瘤科等其他科室		6个月	医院可根据实际，进行具体安排。

2. 27项西医常见临床护理操作技术名称。

27项西医常见临床护理操作技术名称

编号	项目	编号	项目
1	洗手法	15	除颤技术
2	无菌技术	16	口服给药法
3	生命体征测量技术	17	胃肠减压技术
4	标本采集法	18	密闭式静脉输液技术
5	穿脱隔离衣技术	19	密闭式静脉输血技术
6	物理降温法	20	静脉采血技术
7	血糖监测	21	静脉注射法
8	口腔护理技术	22	肌内注射技术
9	经鼻/口腔吸痰法	23	皮内注射技术
10	雾化吸入技术	24	皮下注射技术
11	氧气吸入技术	25	患者约束法
12	导尿技术	26	轴线翻身法
13	心肺复苏术（CPR）	27	患者搬运法
14	心电监测技术		

8项中医常用护理操作

编号	项目	编号	项目
1	耳穴压豆法	5	刮痧法
2	艾条灸法	6	湿敷法
3	拔火罐法	7	涂药法
4	穴位按摩法	8	熏洗法

低年资护士轮转科室管理规程

类　别	医院制度-教学培训	文件名称	低年资护士轮转科室管理规程		
制定部门	护理部	文件编码	SDSZYY-HLB-013		
制定日期	2020-05-21	生效日期			
修订日期		修订次数	1	总页码	2
文件类型	□修订　☑制定	审批人		审批日期	

一、目的

提高低年资护士的专业护理水平，增强观察问题、解决问题的能力，进一步开阔思路及眼界，熟悉各专科护理技术及工作程序。

二、范围

低年资护士。

三、定义

低年资护士：新入职护士。

四、内容

（一）组织领导工作

1.组织主体

护理部具体负责低年资护士轮转方案的制定与实施

2.制定低年资护士轮转要求

护理部根据不同学历护理人员培训目标及医院护理工作情况制定出轮转计划一般新入职的护士一年内轮转至少3个科室。第二年轮转1个科室。

2.制定具体措施

（1）制定计划：病房应按护理部制定的计划，订出具体落实措施，安排高年资护士担任带教老师。

（2）岗前培训：轮转病房按照计划要求，严格训练，做好基础护理、专科理论及技能的培训，培养提高护士分析思考解决问题的能力。

（3）隶属部门：轮转护士轮转时的政治学习、党团工会活动、行政生活管理均由护理部负责。

（二）对轮转病房的要求

1.病房要求

（1）护士长和带教老师要认真抓好培训工作，各阶段目标明确，有计划，有要求，有检查有考核，按时完成计划。

（2）培养护士热爱护理专业，一切为了患者的服务思想和无私奉献的高尚品德。

2.轮转考核

轮转结束时，本人进行总结，带教老师写出鉴定意见，护士长进行审查，将考核成绩记录于《转科护士培训手册》。

（三）轮转期间的要求

1.本科及以上学历的新护士全院轮转2年，每个病房工作3个月，第二年起轮转一个科室。

2.轮转时携带《转科护士培训手册》，交由所到病房带教老师，根据轮转表现如实填写。

3.轮转结束后需进行理论、技能及床旁综合能力考核，将考核结果记录于个人技术档案中。

4.熟悉轮转计划及要求并严格落实，工作勤恳负责，认真履行岗位职责，不擅离职守，不以职谋私。

5.认真执行各项规章制度和技术操作规程，严格查对制度，防止差错、事故发生。

6.虚心求教，善钻好学，积极参加护理查房和会诊、疑难护理讨论以及学术活动，尽快提高自己的专科护理水平。

7.严格要求自己，遵守劳动纪律及请销假制度，服从轮转病房管理。

五、修订依据

1. 2016年11月18日中华人民共和国国家卫生和计划生育委员会办公厅印发的《全国护理事业发展规划（2016—2020年）》（国卫医发〔2016〕64号）。

2. 2008年1月23日国务院第206次常务会议通过，自2008年5月12日起施行的《护士条例》。

六、附件

无。

护士层级培训规程

类　别	医院制度—教学培训	文件名称	护士层级培训规程		
制定部门	护理部	文件编码	SDSZYY-HLB-014		
制定日期	2012-01	生效日期	2013-05		
修订日期	2020-05	修订次数	3	总页码	2
文件类型	☑修订 □制定	审批人		审批日期	

一、目的

新入职护士除完成岗前培训外，重点培养独立护理病人能力；资深护士主要是对新业务、新技术培训，以适应医疗、护理发展的需要。

二、范围

临床护理人员。

三、定义

按照各层级护士的不同需求，采取三基培训和专科培训相结合，理论知识和技术操作相结合的方式，对不同层级护士进行培训。

四、内容

（一）各层级培训要求

根据医院护理工作特点、工作要求及护理人力资源现状，将我院护士设定N0～N4五个层级。

（1）N0级护士培训要求：新护士岗前培训，基础理论、基本知识、基本技能等三基三严培训（包括相关法律法规、医院规章制度、工作流程、护理常规、基本技能、应急预案、医德医风、医患沟通等）。

（2）N1级护士培训要求：继续教育、专科知识技能、新技术、新设备应用，护理专业规范化培训等。

（3）N2级护士培训要求：重症护理、临床带教，重点岗位进行准入培训等。

（4）N3级护士培训要求：管理技能、抢救技能，掌握个案护理、循证护理知识、专科护士培训等。

（5）N4级护士培训要求：高级研修、对外交流或访问学者论文写作与科研设计、创新能力、护理管理能力、护理新技术、新业务、新知识、护理带教能力。

（二）分层级培训考核

实行护士分级培训及考核制度，每年制定各层级护理人员的培训及考核计划，按计划落实培训及考核内容，并把结果纳入护士个人技术档案。

（1）制定考核制度及考核标准：成立由护理部、科护士长、护士长组成的护理考核委员会，制订考核方案。

（3）组织护士学习考核制度：通过全院护理人员会议，大科区域、护理单元会议等途径，阐释考核制度和具体考核办法，统一思想，达成共识，确保人人知晓考核内容，掌握考核要求，明确考核目的，以正确的心态对待并接受考核，使考核工作能顺利地实施。

（4）分层级考核内容：包括全院理论和操作考核、继续教育、护理单元考核成绩、年终个人述职。高层级护士侧重于护理教学、护理管理和护理科研能力考评，低层级护士侧重于基本技能、专科护理能力考评。

（5）考核方法：护士长或主管部门领导在平时工作中通过观察法、访谈法、个案考核法等对考核对象进行评价，将定性考核与定量考核相结合，每年度向被考核对象反馈考评结果，指出存在问题，提出改进要求。考核结果记入护士个人技术档案。

（三）分层级培训管理

1. 护理人员分级实行严格的晋级管理，在未达到规定级别、年限、能力及培训的情况下不得进行高一级岗位的申请。

2. 如护理人员在本级别任职期限内出现年度考核不合格1次或发生较严重护理差错或纠纷时，延期晋级1年。

3. 护理人员分级管理实施动态管理，任职期限内出现2次年度考核不合格者,降一级使用。

五、修订依据

1. 2016年11月18日中华人民共和国国家卫生和计划生育委员会办公厅印发的《全国护理事业发展规划（2016—2020年）》（国卫医发〔2016〕64号）。

2. 2008年1月23日国务院第206次常务会议通过，自2008年5月12日起施行的《护士条例》。

3.《三级综合医院评审标准实施细则》（2018年通用版），第五章"护理管理与质量持续改进"（二、护理人力资源管理）5.2.1.2。

六、附件

无。

专科护士培训规程

类　别	医院制度—教学培训	文件名称	专科护士培训规程		
制定部门	护理部	文件编码	SDSZYY-HLB-015		
制定日期	2012-01	生效日期	2017-05-01		
修订日期	2017-07	修订次数	2	总页码	2
文件类型	☑修订 □制定	审批人		审批日期	

一、目的

进一步完善我院护理人才培养体系，提高护理队伍整体素质，以适应卫生改革和我院护理工作发展需求。

二、范围

急诊室、手术室、ICU、肿瘤科、PICC、血液透析室以及有向专科护士发展方向的其他科室。

三、定义

专科护士是指在某一特殊或者专门的护理领域具有较高水平和专长的专家型临床护士。

四、内容

（一）培训目标

每年培训50名院内专科护士、10名省级专科护士、5名国家级专科护士。

（二）培训形式

1.院外培训

分批选送专科优秀护士到专科培训基地学习，更新护理理念，规范操作规程，掌握本专业护理新业务、新技术及有关理论，获得专科护士培训合格证书；派出各专科护士长参加省内外组织的护理管理培训班。

2.院内培训

以科室为主，护理部监督。培训考核内容：专科理论、专科技能、专科临床实践等。

3.各专科科室根据国家卫生和计划生育委员会《专科护理领域护士培训大纲》及护理部《专科护士培训方案》制定本科室专科护士培训方案及培养计划，组织实施培训及考核，培训、考核均要有计划、有记录、有评价及改进措施。

4.每年的1月份上交"科室专科护士培训考核方案"及"年度专科护士培养计划"。

5.每年的12月份上交专科护士培训考核成绩。

（三）专科护士管理

1.护理部建立院内、院外专科护士技术档案，掌握我院专科护士相关信息。

2.院内专科护士认定条件

（1）具有护士执业资格证，注册地点在本院。

（2）临床工作3年以上；2年以上本专业护理工作实践经历。

3.院外专科护士培养条件

（1）具有护士执业资格证，注册地点在本院，具有专科及以上学历，具有护师及以上职称。

（2）具有5年以上临床护理工作经验，3年以上本专业护理工作实践经历。

（3）热爱护理事业，具有工作责任心及奉献精神，本人自愿并经科室选拔、推荐。

（4）送出参加专科护士培训者必须与医院签订《专科护士培训协议》，除医院特殊安排，其他违约者按协议执行。

（四）院外专科护士的职责

1.在专科护士培训基地培训考核合格，取得专科护士资格证的护士即为院外专科护士。

2.负责本专业护理人员的临床及理论指导，承担医院护理人员的师资教学工作及院内护理会诊工作。

3.外出参加本专科学术会议，及时掌握本专科领域护理新理论、新知识、新技术和新项目。

4.关注学科发展，注重专业培训，强化专业建设，积极开展专科护理门诊、新技术、新项目、相关疾病宣教等。

5.精通本学科基本理论、专科理论和专业技能，掌握相关学科知识，掌握专科危重患者的救治原则与抢救技能，在突发事件及急危重症患者救治中发挥重要作用。

6.参与院内相关领域内的病例讨论，并积极发言给出指导建议。

7.积极参加院内外的学术交流活动，对院内本专科领域内的专科护士进行培训。

五、修订依据

2018年8月30日国家卫生健康委员会发布关于印发《护士条例》通知中的第四章《医疗卫生机构的职责》第二十四条。

六、附件

无。

护理人员质量安全培训规程

类　别	医院制度—教学培训	文件名称	护理人员质量安全培训规程		
制定部门	护理部	文件编码	SDSZYY-HLB-016		
制定日期		生效日期			
修订日期		修订次数		总页码	2
文件类型	□修订　☑制定	审批人		审批日期	

一、目的

树立护理人员质量安全意识，确保临床护理安全。

二、范围

本院全体护理人员。

三、定义

1. 护理质量

是指护理工作表现及服务效果的总和，是体现护理人员的理论知识、护理技能、工作效率、服务满意度和护理效果的综合水平。

2. 护理安全

为患者实施护理和治疗过程中，患者不发生法律和法规允许范围以外的心理、机体结构或功能损害、障碍、缺陷或死亡。

四、内容

1. 对新入科及轮转护理人员短期内进行护理工作规章制度、病房安全管理制度、护理技术操作常规、工作流程培训及考核。

2. 护理人员按时参加医院及护理部组织的法律法规学习和培训，增强法律意识，定期考核。

3. 对上级下发的有关质量安全方面的文件及时组织学习，领会文件精神并制定相关制度，严格按文件要求执行。

4. 学习护理部制定的护理工作应急预案，并严格按规定执行。

5. 学习护理质量管理的各项规章制度，树立安全意识，防范护理差错、事故的发生，保证护理质量及护理安全。

6. 对于差错、事故，要及时组织全科讨论，吸取教训，找出差错、事故隐患，防患于未然。对于护理缺陷要及时反馈，并提出防范措施，护理部每季度进行不良事件警示教育1次。

五、修订依据

2018年4月20日国家卫生健康委员会通过的《进一步加强患者安全管理工作的通知》。

六、附件

无。

"三基三严" 考核与奖惩管理规程

类 别	医院制度—教学培训	文件名称	"三基三严"考核与奖惩管理规程		
制定部门	护理部	文件编码	SDSZYY-HLB-017		
制定日期	2012-01	生效日期	2017-05-01		
修订日期	2017-07	修订次数	2	总页码	2
文件类型	☑修订 □制定	审批人		审批日期	

一、目的

为巩固我院护理人员对护理基本理论、基本知识、基本技能的熟练掌握，促进护理质量的稳步提高，加强护理部三基三严培训计划的落实。

二、范围

全体护理人员。

三、定义

"三基"：基本理论、基本知识、基本技能。

"三严"：严格要求、严密组织、严谨作风。

"三基三严"：是提高医务人员整体素质和医疗水平的重要途径。

四、内容

（一）培训及考核内容

1.山东省（医疗机构医务人员三基训练指南）+ 习题集。

2.核心制度、相关法律法规、各级各类人员岗位职责等。

3.医务人员应掌握的基础内容、心肺复苏及常用急救知识等。

4.与护理人员所在科室相关的应急预案。

5.外出进修、到上级医疗机构参加培训所学到的新知识、新技术。

（二）考核方式及标准

1.考核方式

护理部每年组织全院护理人员三基理论知识与技能的考核。考核以理论知识笔试、实际操作等形式进行。每2个月组织一次"三基"理论考试。每半年组织一次"三基"技能考试。

2.考核标准

理论考试70分为合格，技术操作80分为合格。三基理论与操作考核成绩计入护理人员个人技术档案。

（三）奖惩措施

1.护理部每月组织考核小组对科室护理人员三基理论知识与技能掌握情况进行检查，对成绩突出者给予表扬，"三基"考试考核不合格者，给予通报批评、限期整改，根据情节轻重，扣罚科室综合目标分及个人绩效工资。

2.对参加护理理论及操作比赛获奖的人员，护理部将申请医院给予一定的奖励，同时也作为优秀护士参选的推荐条件之一。

3.考核成绩不达标者，给予一次补考机会，第二次成绩达标者只记为补考合格，第二次成绩不达标者扣除当月绩效奖金，延迟其护士层级晋阶。

4.连续两年不合格者，将延长其职称晋升或不予续签劳动合同。

（四）其他

对拒绝或无故不参加考核人员，将延长其职称晋升，不得参加各类评优活动。

五、修订依据

2017年7月23日国家卫生计生委委主任会议讨论通过的《医疗机构管理条例实施细则》通知中的第五十七条。

六、附件

无。

护理人员进修管理规程

类　别	医院制度—教学培训	文件名称	护理人员进修管理规程		
制定部门	护理部	文件编码	SDSZYY-HLB-018		
制定日期	2012-01-01	生效日期	2012-05-01		
修订日期	2020-05-01	修订次数	3	总页码	5
文件类型	☑修订 □制定	审批人		审批日期	

一、目的

发挥医院护理专科建设的示范引领作用，规范进修人员管理，加强基层护理人员培养工作。

规范我院护理人员外出进修学习管理工作，提高护理人员专业素质和医院护理服务水平，完善人才梯队建设。

二、范围

（一）来院进修护理人员

1.医疗集团成员单位护理人员。

2.医疗集团成员单位外，各级医疗单位护理人员。

（二）外出进修护理人员

护理部/各科室全体护理人员。

三、定义

进修：指已工作的人为提高自己的政治、业务水平而进一步学习(多指暂时离开职位，参加一定的学习组织）。

四、内容

（一）来院进修护理人员管理规定

1.管理办法

（1）护理部、各科室护士长专人负责进修人员管理工作，严格要求，严格管理，并根据本科室具体情况及进修人员要求制定培养考核计划。

（2）进修人员在我院进修期间，工作服自备，并佩戴进修人员胸牌上岗。

（3）进修专业和期限按计划进行，中途不允许更改专业。

（4）严格遵守劳动纪律，按时上下班，不得无故迟到.早退或缺勤，不能私自调班.换班。参加值班时不得擅自离开岗位。

（5）爱护公共财物，履行节约，不得将科室财物挪作私用，不得将口罩、帽子、纱布等医疗用品私自带回。丢失或损坏公物应按医院规定赔偿。

（6）进修人员不得收藏、携带我院病历、医院文件、内部资料等，不能以医院的名义对外宣传与联系。

（7）进修期间服务态度恶劣，工作责任心差，值班脱岗，医德医风差，向患者索取红包，劳动纪律差，发生医疗差错、医疗责任事故，给医院造成一定损失和影响者，立即终止进修学习，不予结业，退回原派单位。

（8）如因进修人员责任造成的医疗纠纷、安全事故、设备事故的，需给予患者家属经济补偿或赔偿，以及造成器械设备损坏的所需费用，按医院规定，应由进修人员承担经济损失。

（9）无论何种原因中途终止进修，进修费一律不退。

2.请假制度

（1）进修期间，只享受国家法定节假日，其他假期一律不享受。进修期间，如确有特殊原因请事假者，必须由原单位来函，我院酌情批假。

（2）请假1天以内，由科室护士长批准，1天以上假期报护理部审批，否则进修人员在请假期间出现的一切问题由科室及其本人负责。

（3）因病超期休假者，回来后可继续学习，但进修期限不顺延。

（4）未经科室护士长允许擅自离岗或请假逾期不归者，立即终止进修学习。

3.岗位要求

（1）进修护士来我院进修学习期间，担任护士工作，履行护士的岗位职责（具体要求服从各科室规定）。

（2）如进修人员为护士长或其他护理管理人员，由护理部及护士长根据具体情况制定相应的教学计划，进修护士长除学习管理相关内容外，还必须履行护士的岗位职责，深入了解科室的运作。

4.进修期间培训

（1）进修期间，进修人员除按岗位要求完成各项工作外，必须参加护理部每月组织1次的进修人员讲座，科室每周1次业务学习，大科每周1次专题培训。

（2）进修人员进科前3天，由科室组织进行岗前培训，并详细了解进修人员的学习目的和要求。培训的主要内容包括科室概况、进修人员将会接触的各项工作流程、各项专科基础操作等。

5.进修结业

（1）进修人员必须按计划的结业时间办理离院手续，如因特殊原因或工作需要提前离院或延长进修时间者，需进修人员所在单位来函，本院护理部批准后方可办理离院或延期手续。

（2）进修人员结束前2天，将填好的《进修生鉴定表》和1张照片（1寸）携带至我院东院区行政楼一楼106室办理结业手续。

（3）下列情况不发结业证书，不批准延期

1）无特殊情况请假逾期3天不归者。

2）凡未经护理部批准擅自离院或擅自延期不离院者。

3）进修期间病假累计超过2周，事假累计超过1周。

4）进修期间发生严重医疗差错或医疗事故者。

5）医德医风、业务水平差，进修期满仍不能完成学习要求者。

（二）外出进修护理人员管理规定

1.护理人员外出进修学习基本原则

（1）各科室根据学科建设规划，有计划地选派政治觉悟高，业务素质高，思想进步，热爱医院和本专业，有发展潜力的后备护理人才外出进修学习，不得因人员外出进修学习而影响科室工作的正常开展。

（2）各科室需按照专业对口、学用一致以及有利于在科内开展新业务、新技术的原则选派护理人员外出进修学习，原则上不允许跨专业、跨学科进修学习，确因科室工作需要等原因，须经护理部研究，报院领导决定。

（3）进修医院应为国内相关专业技术水平领先的三级甲等医院。

（4）进修人员必须按计划完成学习任务，按时返回单位上班。不得随意更改进修专业，不得随意提前终止或延期进修，如确因医院或科室有特殊情况需要更改专业或提前终止、延期进修者，须经护理部批准。

（5）未办理相关审批手续，任何人不得擅自外出。

2.办理外出进修学习程序

（1）申请外出进修学习人员必须填写《护士外出进修学习申报表》，经科室讨论同意，由护士长签字、科护士长签字报护理部，经护理部审核通过后，联系相关进修单位。

（2）编制外护理人员需在组织人事处办理外出学习相关合同。

（3）申请人接到《进修通知书》后，报请护理部主任、分管院领导签字批准后方可外出进修。

3.外出进修学习相关事项

（1）外出进修学习人员在递交《护士外出进修学习申报表》时要写清本次外出进修学习的目的、学习内容、个人学习态度等。

（2）进修学习结束后，应及时到护理部报到、登记，办理相关手续，上交结业证书或专科证书原件以及进修学习总结，并将学习心得以书面形式报护理部，提出改进工作的计划和措施，要将所学内容运用于实际临床工作，半年后护理部对工作改进情况给予考核。

（3）返院后凭借《进修通知书》及相关费用证明报销进修学习费，否则不予报销。

（4）进修学习期间工资及福利待遇均按照医院相关规定执行。

（5）进修学习期间，因违反进修医院的规章制度或医疗行为过失被进修医院退回者，按相关规定处理，5年内不得提出各种形式的进修学习申请。

五、修订依据

《三级综合医院评审标准实施细则》（2018年通用版），第五章"护理管理与质量持续改进"（二、护理人力资源管理）5.2.5.1和5.2.5.2。

六、附件

1. 护理人员进修申请表

护理人员进修申请表

姓名		性别		年龄		工作单位			邮编	
联系电话			学历			毕业时间		年	月	
参加工作时间		年	月		职称		受聘任时间		年	月
执业证书编码					所在单位护理部电话					
	年	月	省		市注册护士执业证书					
进修专业					申请进修期限			年 （	月）	
主要学历及工作简历										
对进修科目的要求										
工作单位推荐意见										
						年	月	日	（盖章）	
要求：一、依法取得护士执业证书并已注册，具备良好的职业道德和医疗执业水平。 二、附身份证.毕业证书及护士执业证书复印件；复印件应单位加盖公章。										

2. 护士外出进修学习申报表

护士外出进修学习申报表

姓　　名		性　别		出生日期	
科　　室		来院时间		最高学历	
毕业学校				职　　称	
编外用工	是　　　否	相关专业工作年限		手　机	
外出进修目的					
个人进修申请	签名： 年　月　日				
所在科室意见	签名： 年　月　日				
所在科护士长意见	科护士长签名： 年　月　日				
护理部意见	护理部主任 签名： 年　月　日				

护理专科学术小组管理规程

类　别	医院制度—护理管理	文件名称	护理专科学术小组管理规程		
制定部门	护理部	文件编码	SDSZYY-HLB-019		
制定日期	2012-01-01	生效日期	2012-05-01		
修订日期	2020-05-01	修订次数	3	总页码	2
文件类型	☑修订 □制定	审批人		审批日期	

一、目的

1. 深化护理内涵，提升护理品质，提高患者满意度。

2. 促进护理专科小组规范化.制度化建设。

二、范围

全院在职护理人员。

三、定义

护理专科小组：是护理部领导下的负责开展本专科学术活动的分支机构，要按照护理部相关规章制度，在护理部授权的范围内开展活动。

四、内容

（一）护理专科小组的任务

1. 根据护理部的总体规划，制定专科小组的工作计划。

2. 积极撰写论文和申报科研课题。

3. 掌握本专科小组的国内外科技动态，及时向有关部门提出专科发展的建议。

4. 组织开展本专科的继续教育工作，推广新知识、新理论、新技术、新方法。

5. 发现和推荐优秀护理科技人才。

6. 指导各科室相关专科的临床工作。

（二）护理专科小组成立

1. 成立条件

（1）新成立专科小组的专业领域及工作任务与其他专科小组不重复。

（2）具有学术造诣较深的专科带头人和一批热心本专科工作的护理人员。

2. 程序

（1）由该专科的学术带头人提议，3～5名具有中级及以上专业技术职称的护理人员作为发起人，向护理部提交成立专科小组的申请报告。内容包括专业发展的现状和趋势.现有专业队伍情况；成立专科小组的目的.任务和必要性；专科小组的活动范围和内容；本专科小组的有关论著、科研成果；拟任主要负责人的基本情况。

（2）护理部对申报书有关材料进行审查后，同意成立的护理专科小组，由护理部与发起人协商提出成员分配方案，成员由全院护理人员申请，护理部和专科小组发起人对申请的成员进行资格审核，确定护理专科小组组成人员。

（3）护理专科小组的筹备完成后，护理部按照规定程序，组织召开启动仪式，护理专科小组正式成立。

（三）护理专科小组的组织

1.护理专科小组实行成员制，成员人数根据本专科小组的发展情况确定。

2.护理专科小组设组长1人，副组长若干人，组长为发起人，副组长由小组选举产生。

3.护理专科小组成员是本专科的专业技术骨干，具有较高学术水平和良好的职业道德，思想端正，学风正派，能联系和团结本专业广大护理工作者，身体条件能胜任本专科小组工作。

4.护理专科小组的组长不得兼任其他护理专科小组的组长。

5.护理专科小组设秘书1～2人，由护理部与组长协商产生。

（四）护理专科小组的改选换届

1.护理专科小组原则上不进行改选换届。

2.护理专科小组的成员根据小组考核情况，每年进行一次调整。

3.如有特殊情况护理专科小组需要换选组长，应提前提出申请报经护理部批准，护理部组织实施换选工作；副组长及组员的调整由组长及副组长审批。

（五）奖惩

1.奖励

护理部采用工作质量考核指标，每2年评选一次先进护理专科小组，报护理部批准予以奖励并颁发当年度的奖牌、证书。

2.惩处

（1）护理专科小组连续半年不开展活动，由护理部核实后给予通报批评。

（2）护理专科小组违反医院及护理部有关规定，由护理部给予通报批评，情节严重的，对护理专科小组主要负责人进行调整。

（3）护理专科小组成员无特殊原因，连续2次不参加本小组组织的学术活动者，视为自动辞去成员资格，由护理专科小组核实并提交护理部备案。

（4）自批准成立护理专科小组之日起，在一年内未开展活动的，予以取消。

（六）监管

护理专科小组的各项活动由护理部统一监管。

五、修订依据

《山东中医药大学附属医院护理专科小组管理办法（试行）》

六、附件

无。

护士长日间督导工作规程

类　别	医院制度—护理管理	文件名称	护士长日间督导工作规程		
制定部门	护理部	文件编码	SDSZYY-HLB-020		
制定日期	2017-01-01	生效日期	2017-05-01		
修订日期	2020-05-01	修订次数	2	总页码	2
文件类型	☑修订 □制定	审批人		审批日期	

一、目的

确保护理安全，提高护理服务质量。

二、范围

全院护士长。

三、定义

无。

四、内容

（一）流程

1.护士长每日提前20分钟到达科室，重点检查夜班护理质量，检查前一日新入院病人和手术.危重患者的护理质量。

2.护士长上午治疗高峰阶段巡视病房，重点了解患者的心理状况，检查治疗、护理、健康教育执行情况，监督病房管理质量。

3.护士长中午下班前巡视病房，检查当日患者护理治疗落实情况。

4.护士长下午上班时巡视病房，检查中午班护士的工作质量。

5.护士长下午下班前巡视病房，重点检查当日新入院患者、手术、病重及特殊情况患者的护理质量，对发现的问题和可能发生的问题给予指导，同时对夜班护士重点观察及护理的患者进行重点交班。

6.护士长对每日存在或潜在的问题及时反馈并整改。

（二）督导内容

1.检查护士工作情况，重点是能否按规定巡视病房；新入院、危重及大手术后患者的病情观察和护理措施落实情况；病区在院患者护理风险管理等内容；检查护士护理文书书写情况，尤其是抢救患者的记录是否完整、准确。

2.对有特殊需求的患者要重点关注，如：有情志方面问题的患者。

3.了解患者对护理服务的满意度，解决存在问题，避免纠纷隐患的发生。

4.检查病房设施的安全状态，及时发现安全隐患，保证安全。

（三）分析

护士长对督导中发现的问题研究分析，找出问题的关键及处理方法。

（四）处理

1.对督导中发现的问题，督促护士及时完善。

2.与相关部门联系及时解决问题，保证安全。

五、修订依据

罗汉萍,黄妍,刘红.护士长督导式检查在优质护理服务中的作用[J].护理学杂志,2013,28(14):61-63.

六、附件

无。

护理部夜间查房工作规程

类　别	医院制度—护理管理	文件名称	护理部夜间查房工作规程		
制定部门	护理部	文件编码	SDSZYY-HLB-021		
制定日期	2017-01-01	生效日期	2017-05-01		
修订日期	2020-05-01	修订次数	2	总页码	2
文件类型	☑修订 □制定	审批人		审批日期	

一、目的

为保证夜间护理质量控制的连续性和规范性，保证护理安全。

二、范围

全院护理人员。

三、定义

无。

四、内容

（一）夜间查房主体

由护理部、科护士长及护士长承担夜班督导工作。

（二）夜间查房频次

护理部夜查房每月两次，护士长夜查房每周一次，每组两人。

（三）夜间查房内容

1.病员流动情况。科内住院患者总数、新入院患者数、危重患者数、手术例数。

2.病情观察。尤其对晚夜班收治患者及危重患者、大手术患者的治疗及护理情况、各种管道护理、护理记录。

3.病区管理。护士的仪表、着装、在岗在位情况、治疗室、护士办公室、病区的清洁整齐。

4.制度落实。无菌技术、操作规程、消毒隔离、巡视制度等内容。

5.服务态度。微笑服务、文明用语，对患者有礼有节等。

6.协助、指导各病房护士进行抢救工作及解决夜间各病房临时发生的疑难问题。

7.查房中发生的重大事件向护理部、医院行政总值班汇报并协调解决。

（四）汇总分析

夜间查房人员把以上检查结果记录在夜查房检查表上，次日及时向护理部汇报，并作相应处理。此次所查出的问题作为下次夜查房重点再评价。

五、修订依据

1. 高月英.护士长夜查房在护理质量控制中的作用[J].临床医药实践,2013,22(03):228–229.
2. 王慧萍.护士长夜查房模式的改革与实践[J].护士进修杂志,2015,30(16):1476–1477.

六、附件

无。

护理工作预警规程

类　别	医院制度—护理管理	文件名称	护理工作预警规程		
制定部门	护理部	文件编码	SDSZYY-HLB-022		
制定日期	2017-01-01	生效日期	2017-05-01		
修订日期	2020-05-01	修订次数	2	总页码	6
文件类型	☑修订 □制定	审批人		审批日期	

一、目的

及早发现护理工作风险，及时识别.报告.有效处置.防范各类事故，预防.减少医疗纠纷和不良事件的发生，加强预警监控，确保医疗安全，保障患者及员工的安全。

二、范围

适用于患者、全体医院员工以及所有来访者。

三、定义

护理预警是指护理工作对现观察到的可能造成不良预后的疾病变化.可能发生的护理并发症或引发的护理安全隐患事件进行提前警示，积极干预，做好事前控制，防止纠纷的发生。

四、内容

（一）护理工作风险分类

护理风险分为护理工作中患者直接诊疗风险和间接诊疗风险两类。

1.护理工作中患者直接诊疗风险

（1）护理工作中的异常事件(包括警讯事件、不良后果事件、未造成后果事件、隐患事件)

包括基础护理事件；导管操作小件；药物相关事件；医技检查事件；医疗设备/器材；手术相关事件；麻醉相关事件；输血相关事件；非预期事件(重返事件)；物品运送事件；职业暴露；公共设施事件；伤害事件。

（2）护理投诉与纠纷事件。

（3）日常护理质量监管。

（4）护理安全巡查发现的危害性事件。

2.护理工作中患者间接诊疗风险：包括自然灾害风险、人为灾害风险和护理技术灾害风险。

（二）风险预警的应对策略

1.应对策略

（1）已发生不良反应/事件

1）一般不良事件，医嘱给予对症处理，密切观察病情变化并做好记录，安慰患者，24小时内上报。

2）严重不良反应/事件(如心悸.胸闷.呼吸困难.休克等)，就地抢救，必要时行心肺复苏，密切观察患者病情变化，准确记录生命体征和抢救过程，立即通知科主任、护士长并报告医务部、护理部。

3）采取积极措施，最大限度地降低不良事件造成的后果，处理结束后，由主管部门进行事件调查、分析，寻找系统存在的问题，制定并实施改进计划。

（2）潜在风险

1）临床科室根据专业特点和收治范围制定医疗技术风险预警及处置预案，降低临床技术风险的发生。

2）制定、实施并每年回顾质量改进和患者安全计划应急管理计划、感染预防控制计划、设施安全计划、医用设备安全管理计划、药事管理计划、消防安全计划、安全保卫管理计划等。

3）开展员工安全操作、不良事件防范、异常事件上报管理、应急处置等内容的培训，重点领域定期开展演练。

2.护理投诉与纠纷事件预警与预防

（1）预警

1）护士长应树立安全管理意识，加强纠纷管理。

2）对有纠纷隐患的环节，护士长及护士应做好事前控制，防止纠纷的发生。

3）对有安全隐患的患者，护士做好工作的同时，应及时向护士长、科主任汇报，以做好相关工作。

4）对纠纷出现较多的环节，护士长应及时查找原因，制定措施，做好整改工作。

5）出现纠纷，护士长应立即调查了解事件的真实情况，报科主任、科护士长，制定解决、协调的办法，重大纠纷立即报护理部。

（2）预防

1）应当提高医务人员职业道德水平，增强服务意识和法律意识，注重人文关怀，加强医患沟通，努力构建和谐医患关系。

2）护士应当恪守职业道德，以患者为中心，热情、耐心、细致地做好本职工作，把对患者的尊重、理解和关怀体现在医疗服务全过程。

3）护士应当建立健全医患沟通机制，完善医患沟通内容，加强对医务人员医患沟通技巧的培训，提高医患沟通能力。

4）护士对患者在诊疗过程中提出的咨询、意见和建议，应当耐心解释、说明，并按照规定进行处理；对患者就诊疗行为提出的疑问，应当及时向医生反馈予，以核实、自查，并与患者沟通，如实说明情况。

5）护士应当尊重患者依法享有的隐私权、知情权、选择权等权利，根据患者病情、预后不同以及患者实际需求，突出重点，采取适当方式进行沟通。

6）护患沟通中有关诊疗情况的重要内容应当及时、完整、准确护理记录，并由患者或受患者委托的患者家属签字确认。

3.日常护理质量监管

（1）护理人员对临床工作的不安全环节，及时提出合理化建议。

（2）护理人员对信息系统出现的问题及时记录、上报，查找原因，及时修正。

4.对突发应急事件预警

（1）监测与预警工作应当根据突发事件的类别，制定监测计划，科学分析、综合评价监测数据。对早期发现的潜在隐患以及可能发生的突发事件，应当依照医院规定的报告程序和时限及时报告。

（2）应当根据突发事件应急预案的要求，保证应急设施、设备、救治药品和医疗器械等物资储备。

（3）立即启动相应预案，快速有效地应对，最大限度地降低事件造成的损失。

（4）配备相应的医疗救治药物、技术、设备和人员，提高医疗卫生机构应对各类突发事件的救治能力。

（5）应当定期对医疗卫生机构和人员开展突发事件应急处理相关知识、技能的培训，定期组织医疗卫生机构进行突发事件应急演练，推广最新知识和先进技术。

（三）医疗事故的预防与处置

1.预防

（1）护理人员在护理治疗活动中，必须严格遵守医疗卫生管理法律、行政法规、部门规章和诊疗护理规范、常规，恪守医疗服务职业道德。

（2）护理人员应接受医院的医疗卫生管理法律、行政法规、部门规章和诊疗护理规范.常规的培训和医疗服务职业道德教育。

（3）护理人员应当按照国务院卫生行政部门规定的要求，书写并妥善保管病历资料。

（5）因抢救急危患者，未能及时书写病历的，应当在抢救结束后6小时内据实补记，并加以注明。

（6）严禁涂改、伪造、隐匿、销毁或者抢夺病历资料。

（7）在医疗活动中，护理人员应当将患者的病情、医疗措施、医疗风险等如实告知患者，及时解答其咨询；但应当避免对患者产生不利后果。

2.处置

（1）护理人员在医疗活动中发生或者发现医疗事故、可能引起医疗事故的医疗过失行为或者发生医疗事故争议的，应当立即向所在科室负责人报告，科室负责人应当及时向本医疗机构负责医疗服务质量监控的部门或者专（兼）职人员报告；负责医疗服务质量监控的部门或者专（兼）职人员接到报告后，应当立即进行调查、核实，将有关情况如实向本医疗机构的负责人报告，并向患者通报、解释。

（2）发生医疗事故的，应当按照规定向所在地卫生行政部门报告。

（3）发生下列重大医疗过失行为的，医疗机构应当在12小时内向所在地卫生行政部门报告

1）导致患者死亡或者可能为二级以上的医疗事故。

2）导致3人以上人身损害后果。

3）国务院卫生行政部门和省、自治区、直辖市人民政府卫生行政部门规定的其他情形。

（4）发生或者发现医疗过失行为，医护人员应当立即采取有效措施，避免或者减轻对患者身体健康的损害，防止损害扩大。

（5）疑似输液、输血、注射、药物等引起不良后果的，护患双方应当共同对现场实物进行封存和启封，封存的现场实物由医疗机构保管；需要检验的，应当由双方共同指定的，依法具有检验资格的检验机构进行检验；双方无法共同指定时，由卫生行政部门指定。

（7）疑似输血引起不良后果，需要对血液进行封存保留的，医疗机构应当通知提供该血液的采供血机构派员到场。

（四）投诉接待与处理

1.投诉接待

（1）当建立畅通、便捷的投诉渠道，在医疗机构显著位置公布投诉处理程序、地点、接待时间和联系方式。鼓励医疗机构加强舆情监测，及时掌握患者在其他渠道的诉求。

（2）应当设置专门的投诉接待场所，接待场所应当提供有关法律、法规、投诉程序等资料，便于患者查询。

（3）应当采取措施，保障投诉管理工作人员的合法权益与人身安全。

（4）医疗机构投诉实行"首诉负责制"，患者向有关部门、科室投诉的，接待投诉的部门、科室工作人员应当热情接待，对于能够当场协调处理的，应当尽量当场协调解决；对于无法当场协调处理的，接待的部门或者科室应当主动将患者引导到投诉管理部门（含投诉管理专（兼）职人员，下同），不得推诿、搪塞。

（5）投诉接待人员应当认真听取患者意见，耐心细致地做好解释工作，避免矛盾激化；应当核实相关信息，如实记录患者反映的情况，及时留存书面投诉材料。

（6）患者应当依法文明表达意见和要求，向医疗机构投诉管理部门提供真实、准确的投诉相关资料，配合医疗机构投诉管理部门的调查和询问，不得扰乱正常医疗秩序，不得有违法犯罪行为。

单次投诉人员数量原则上不超过5人。超过5人的，应当推选代表集中反映诉求。

（7）投诉接待人员在接待场所发现患者有自杀、自残和其他过激行为，或者侮辱、殴打、威胁投诉接待人员的行为，应当及时采取控制和防范措施，同时向公安机关报警，并向当地卫生健康主管部门报告。

（8）医疗机构应当保护与投诉相关的患者和医务人员隐私，妥善应对舆情，严禁发布违背或者夸大事实、渲染投诉处理过程的信息。

2.投诉处理

（1）疗机构投诉管理部门接到投诉或者卫生健康主管部门交办的投诉后，应当及时向当事部门、科室和相关人员了解、核实情况，在查清事实、分清责任的基础上提出处理意见，并反馈患者。

（2）投诉涉及的部门、科室和相关人员应当积极配合投诉管理部门开展投诉事项调查、核实、处理工作。

（3）对接待过程中发现的可能激化矛盾，引起治安案件、刑事案件的投诉，应当及时向当地公安机关报告，依法处理。

（4）对反复接到相同或者相似问题的投诉，医疗机构投诉管理部门应当汇总并报告医疗机构负责人，医疗机构对有关投诉可视情况予以合并调查，对发现的引发投诉的环节或者多次引发投诉的医务人员应当根据调查结果，及时予以相应处理。

（5）医疗机构投诉管理部门应当及时处理投诉，能够当场核查处理的，应当及时查明情况；确有差错的，立即纠正，并当场向患者告知处理意见。

（6）涉及医疗质量安全、可能危及患者健康的，应当立即采取积极措施，避免或者减轻对患者身体健康的损害，防止损害扩大。

（7）情况较复杂，需调查、核实的，一般应当于接到投诉之日起5个工作日内向患者反馈相关处理情况或者处理意见。涉及多个科室，需组织、协调相关部门共同研究的，应当于接到投诉之日起10个工作日内向患者反馈处理情况或者处理意见。

（8）对投诉已经处理完毕，患者对医疗机构的处理意见有争议并能够提供新情况和证据材料的，按照投诉流程重新予以处理。

（9）投诉内容涉及医疗纠纷的，医疗机构应当告知患者按照医疗纠纷处理的相关法律法规的规定，积极协商；不能协商解决的，引导患者通过调解、诉讼等途径解决，并做好解释疏导工作。

（10）投诉涉及医疗机构工作人员违法违纪问题的，投诉管理部门应当及时移交相关职能部门依法依规处理。

（11）属于下列情形之一的投诉，投诉管理部门不予处理，但应当向患者说明情况，告知相关处理规定。

1）患者已就投诉事项向人民法院起诉的或者向第三方申请调解的。

2）患者已就投诉事项向卫生健康主管部门或者信访部门反映并作出处理的。

3）没有明确的投诉对象和具体事实的。

4）投诉内容已经涉及治安案件、刑事案件的。

5）其他不属于投诉管理部门职权范围的投诉。

（12）发生重大医疗纠纷的，医疗机构应当按照规定向所在地县级以上地方卫生健康主管部门报告。卫生健康主管部门接到报告后，应当及时了解掌握情况，引导医患双方通过合法途径解决纠纷。

（13）医疗机构工作人员有权对医疗机构管理、服务等各项工作提出意见、建议，医疗机构及投诉管理等有关部门应当予以重视，并及时处理、反馈。

（14）临床一线工作人员，对于发现的药品、医疗器械、水、电、气等医疗质量安全保障方面的问题，应当向投诉管理部门或者有关职能部门反映，投诉管理等有关部门应当及时处理、反馈。

3.投诉档案

（1）医疗机构应当建立健全投诉档案，立卷归档，留档备查。

（2）医疗机构投诉档案应当包括以下内容。

1）患者基本信息。

2）投诉事项及相关证明材料。

3）调查、处理及反馈情况。

4）其他与投诉事项有关的材料。

五、修订依据

1. 2019年2月2日经国家卫生健康委委主任会议讨论通过自2019年4月10日起施行的《医疗机构投诉管理办法》中华人民共和国国家卫生健康委员会令（第3号）。

2. 2016年7月26日经国家卫生计生委委主任会议讨论通过，自2016年11月1日起施行的《医疗质量管理办法》中的第五章医疗安全风险防范。

3. 2018年6月20日国务院第13次常务会议通过，自2018年10月1日起施行的中华人民共和国国务院令 第701号《医疗纠纷预防和处理条例》第二章医疗纠纷预防。

六、附件

无。

节假日安全管理规程

类 别	医院制度—护理管理	文件名称	节假日安全管理规程		
制定部门	护理部	文件编码	SDSZYY-HLB-023		
制定日期	2017-01-01	生效日期	2017-05-01		
修订日期	2020-05-01	修订次数	2	总页码	2
文件类型	☑修订 □制定	审批人		审批日期	

一、目的

保证科室工作有序进行，消除护理隐患，为病人提供安全护理。

二、范围

全院护理人员。

三、定义

无。

四、内容

（一）流程

1.节前

（1）节假日前护士长组织全体护士排查隐患,充分认识保障节假日护理安全的重要性,培养护士主动参与安全管理的意识。

（2）各护理单元护士长保证急救用品充足完备、药品及物品领取充足、病房设施安全（水、电无隐患）。

（3）节日排班注重年资搭配合理，做到新老搭配、能力强弱的搭配。两人以上设有组长，每天安排一线或二线听班人员，保证护理人员足量，保证护理工作全面完成。

（4）节前护士长应要求护士有请、销假制度，保证节日期间通信畅通，有问题及时逐级上报。

（5）护理部相关人员到病区做安全工作的督查。

（6）护理部确认并汇总全院护理人员值班及听班人员名单。

2.节日期间

（1）各病区按节前人员工作安排正常运转，无特殊情况，不得擅自改变，如需变更须经护士长批准同意。

（2）遇特殊情况启用突发事件报告程序。

（3）确保病区护理人力充足，工作量加大时，启用一线、二线听班。听班人员接到电话后必须在30分钟内到达工作单位投入工作。

（4）护理部按计划进行节假日督查。

3.节后

上班第一天护士长及时将节假日期间的特殊情况及检查情况汇报护理部。

（二）监督评价

护理部对各科室工作情况及问题进行汇总反馈，提出整改意见，监督科室落实。

五、修订依据

周月琴.节假日护理安全管理的实践与效果[J].中国现代医药杂志,2009,11(11):139–140.

六、附件

无。

护理人员规范服务管理规程

类　别	医院制度—护理管理	文件名称	护理人员规范服务管理规程		
制定部门	护理部	文件编码	SDSZYY-HLB-024		
制定日期	2017-01-01	生效日期	2017-05-01		
修订日期	2020-05-01	修订次数	2	总页码	2
文件类型	☑修订 □制定	审批人		审批日期	

一、目的

对医院护理人员服务做出明确规定，保证患者在医院内享受到规范化护理服务。

二、范围

全院护理人员。

三、定义

无。

四、内容

（一）原则

1.护理人员上岗期间，仪表规范，举止文雅，沟通得体，将人文护理理念贯穿始终。

2.护理人员在岗时间不得携带手机，护士长的手机应将铃声调至振动状态，以免影响正常工作。

3.护理人员在岗期间不得在电脑上进行与工作无关的活动。

（二）规范化服务

1.基本要求：仪表端庄，操作规范，态度和蔼，技术娴熟。

2.服务理念：确定以患者为中心的服务宗旨，树立患者至上、患者满意的服务理念。

3.服务规范要求

（1）患者入院：接待应站立相迎，态度和蔼，热情，语言亲切，送患者到病床。详细介绍床责任护士、负责医生、病区环境、作息时间及规章制度安全须知等。耐心倾听，了解患者的需求，满足患者合理要求做好疾病健康指导。

（2）病房巡视：应按照护理级别要求巡视病房，密切观察病情，善于倾听，运用观察技巧，主动了解、识别、预测患者不同的需求，提供及时、有效护理服务。树立主动服务、需求服务、满意服务的服务观。尊重患者民族风俗习惯、宗教信仰等。

（3）护理操作：认真贯彻执行各项护理技术操作规范和疾病护理常规，各种护理必须符合护理质量标准，符合护理职业道德。

（4）检查护送：检查前做好解释，检查护送中以患者安全、舒适为第一，作好交接。

（5）患者出院：做好出院指导，根据需要提供延伸护理服务，提高患者满意度。

五、修订依据

2015年《关于进一步深化优质护理.改善护理服务的通知》

六、附件

无。

中医护理工作协调保障规程

类　别	医院制度—护理管理	文件名称	中医护理工作协调保障规程		
制定部门	护理部	文件编码	SDSZYY-HLB-025		
制定日期	2017-01-01	生效日期	2017-05-01		
修订日期	2020-05-01	修订次数	2	总页码	2
文件类型	☑修订 □制定	审批人		审批日期	

一、目的

推动我院中医护理工作的扎实开展，提高全院中医护理服务水平。

二、范围

医院各科室及部门。

三、定义

无。

四、内容

（一）中医护理工作人员资质

1.中医护理专业毕业的护理人员。

2.非中医院校毕业的护理人员经过中医理论技术系统培训（院内100个学时）。

3.由符合资质的中医护理人员指导下的非中医专业毕业未经过系统培训的护理人员。

（二）协同部门

由护理部、医务部、药学部、设备处、后勤保障部、宣传部、财务处等相关部门协同完成。

（三）各部门职责

1.护理部：组织中医理论及中医技术的学习、考核工作，根据护理工作做好人员调配、质量控制，保证医疗安全。

2.医务部：加强对医师开具医嘱的规范化管理，加强医护合作，为临床护理实施提供指导。

3.后勤保障部：在确保水、电、暖的正常供应的基础上，为顺利开展中医护理工作提供必要的水电改造的保障。

4.资产设备处：根据临床需要，积极配合购置医疗设备、物品，定期来临床科室对仪器进行检修，保证仪器的安全使用。

5.药学部：负责中医治疗用药的制作调配，配合临床推广应用。

6.计划财务部：保证开展中医护理工作绩效核算。

7.宣传统战部：负责中医特色护理宣传栏的制作及中医特色护理的新闻宣传报道。

（四）协调机制

做好统筹协调，认真履行工作职责，权利配合、相互支持、各司其职、高质量完成工作任务。如遇难以协调完成的工作任务，必须及时向护理部及分管院长或分管领导汇报与沟通。

五、修订依据

1. 2006年《中医护理常规》

2. 2018年《关于印发促进护理服务业改革与发展指导意见的通知》

六、附件

无。

护理专项技术操作资格准入管理规程

类　别	医院制度—护理管理	文件名称	护理专项技术操作资格准入管理规程		
制定部门	护理部	文件编码	SDSZYY-HLB-026		
制定日期	2012-01-01	生效日期	2012-05-01		
修订日期	2020-05-01	修订次数	3	总页码	2
文件类型	☑修订 □制定	审批人		审批日期	

一、目的

加强高风险护理技术管理，严格执行人员资质准入，提高护理质量，保障护理安全。

二、定义

护理专项技术是指具有一定技术难度及风险，需要经过专项培训，考核合格授权后，才能进行临床操作的护理技术，如PICC、鼻十二指肠螺旋管置入等。

三、范围

全院注册护士。

四、内容

（一）专项技术操作准入条件

1.护师或工作5年以上，从事相关专业≥2年的注册护士。

2.具有正确的专业思想和人文关怀精神，遵守行业的道德行为规范。

3.专项技术操作培训要求

（1）院内培训：参加专项技术操作理论授课，不少于10小时。

利用示教人模拟操作≥10次；在培训师指导下进行临床实践操作≥3例。理论、操作考核合格。

（2）院外培训：通过院外专项技术操作培训并获得相关专项技术操作资格证书。

（3）定期接受专项技术知识、技能的再培训与考核，再培训间隔时间原则上不超过2年。

（二）授权与管理

1.护理专项技术操作者向相关学术小组提出申请，护理学术小组组长组织对其进行评价，提出审核意见，提交医院护理质量与安全管理委员会审核批准。批准后，护理部为操作者发放相应专项技术操作资格证书。

2.护理部对护理专项技术操作者实行动态管理，护理部每年对操作者进行考核，对考核不合格者或发生与本技术操作相关的医疗事故者，取消其相应专项技术操作资格。

五、修订依据

1. 2018年8月13日中华人民共和国国家卫生健康委员会令 第1号《医疗技术临床应用管理办法》。

2. 2011年4月18日中华人民共和国国家卫生健康委员会《三级综合医院评审标准（2011年版）》。

3. 2003年9月1日卫生部科教司《主要卫生技术岗位高职人才基本标准》《康复治疗专业技术人才准入标准(康复治疗师）》。

六、附件

无。

护理新技术、新业务、新用具申报及准入规程

类　别	医院制度—护理管理	文件名称	护理新技术、新业务、新用具申报及准入规程		
制定部门	护理部	文件编码	SDSZYY-HLB-027		
制定日期	2017-07	生效日期	2012-05-01		
修订日期	2020-05-01	修订次数	2	总页码	2
文件类型	☑修订 □制定	审批人		审批日期	2020-XX-XX

一、目的

加强护理技术临床应用管理，促进护理科学发展和技术进步，保障护理质量和患者安全。

二、范围

安全性、有效性的护理技术。

三、定义

凡是在国内外医学领域具有发展趋势的新项目（即通过新手段取得的新成果），在本院尚未开展过的项目和尚未使用的临床护理新手段，称为新技术，新业务。

四、内容

（一）建章立制

建立护理新业务、新技术、新用具准入制度和申报、准入流程，未经批准不得开展。

（二）项目准入范围

申报的项目应符合国家相关法律法规和各项规章制度，遵循科学、安全、规范、有效、经济、符合伦理的原则。

（三）上报流程

1.申请人填写申报审批表，经科室讨论，科主任签字同意后上报护理部。

2.经护理部论证后给予立项。

3.护理质量与安全管理委员会、伦理委员会对立项的新技术、新业务、新用具进行论证审核，审核通过后报请分管院领导审批后方可开展。

4.备档。新技术、新业务、新用具申请时必须提交规范的证明材料并留复印件存档备查。每位审核人员应独立出具书面审核意见并署名，护理部对审核过程做出完整记录并留案备查。

（四）培训与实施

批准开展的护理新技术、新项目、新用具，实行科室主任负责制，对项目相关人员进

行培训，考核合格并征得患者同意后方可实施。

（五）过程控制

项目申请人应定期将实施情况向护理部汇报，护理部对开展的新技术、新项目、新用具进行全程管理和评价，制定管理档案，对其进行不定期督查。

五、修订依据

1.《医疗技术临床应用管理办法》卫医政发〔2009〕18号。

2.《中医医疗技术临床应用管理办法》（征求意见稿）国中医药医政基层便函〔2011〕139号。

六、附件

护理新技术、新业务、新用具申报审批表

申请科室：	申请人：	申请日期：
申报项目名称：		
项目介绍（附操作流程）：		
科室意见： 签名：　　　日期：		
护理部意见： 签名（盖章）：　　　日期：		

护理制度、护理方案、操作常规变更批准规程

类　别	医院制度—护理管理	文件名称	护理制度、护理方案、操作常规变更批准规程		
制定部门	护理部	文件编码	SDSZYY-HLB-028		
制定日期	2012-01	生效日期	2012-05-01		
修订日期	2020-05-01	修订次数	2	总页码	2
文件类型	☑修订 □制定	审批人		审批日期	2020-XX-XX

一、目的

为了对护理制度、护理方案、操作常规的永久性或暂时性变化及时进行管控，规范相关变更程序，对变更过程及变更结果所产生的风险进行分析和控制，防止因变更因素而引发不必要的差错事故。

二、范围

制度修订部门人员。

三、定义

无。

四、内容

（一）变更时机

1.需要对现运行的护理制度、护理方案、操作常规的自我完善和补充。

2.以护理研究及临床护理工作的新进展为依据，制定或修订相应的护理制度、护理方案.操作常规。

（二）变更前审批

将修改的或新制定的护理制度、护理方案、操作常规提交护理质量与安全管理委员会讨论，待委员会批准后，再做出变更。

（三）变更流程

新制定或变更的护理制度、护理方案、操作常规严格遵循"试行–修改–批准–培训–执行"的程序。

（四）变更文本格式

护理制度、护理方案、操作常规变更与新制定后，文件上均标有本制度执行起止时间及批准人。

（五）执行前培训

护理部对护士长进行新制定或修订后制度的学习培训，护士长负责组织科室内部培

训，培训结束后进行考核。

（六）实施协调

重大护理制度.护理方案.操作常规变更要与医疗管理职能部门做好协调，保持医疗护理一致性，并向全院通报。

（七）实施效果评价

护理质量与安全委员会定期对制度、方案、操作常规执行情况进行检查，及时掌握落实情况。

五、修订依据

"变更管理"的含义、步骤。

六、附件

无。

病房管理规程

类　别	医院制度—病房管理	文件名称	病房管理规程	
制定部门	护理部	文件编码	SDSZYY-HLB-029	
制定日期	2017-07-01	生效日期	2017-07-01	
修订日期	2020-05-20	修订次数	1	总页码　3
文件类型	☑修订　□制定	审批人		审批日期

一、目的

病房环境安静、整洁、安全、有序，确保护理质量和安全。

二、范围

全院职工、保洁人员、住院患者、陪护及外来人员。

三、定义

无

四、内容

（一）组织管理

1.病区护理工作在科主任领导下，由护士长负责管理。

2.有各级护理人员的明确分工及岗位职责，有专科护理常规及技术操作规范。

3.护士长结合本病区的具体情况，妥善、合理安排人力。

4.结合病房实际，细化分级护理标准、服务内涵和服务项目，在病房醒目位置公示。

（二）工作人员管理

1.工作人员必须经执业注册取得相应的执业证书，从事法律规范范围内的相关工作。

2.工作人员应具备医院感染预防与控制技能，采取防控措施，有效保护病人和医务人员，避免医院感染发生。

3.工作人员应遵守劳动纪律，坚守岗位。

4.工作时间内必须按规定着装，佩戴胸牌上岗。

5.创建"人文科室"，工作人员仪表端庄、举止大方、态度亲切、文明用语。

6.工作人员做到走路轻、关门轻、操作轻、说话轻。

7.工作时间不得接待非住院患者，不会客，不打私人电话。

（三）环境管理

1.以"6S管理"为抓手，设立病区"6S"基准卡，根据基准卡要求，保证病区内各类物品的陈设做到规格统一，布局合理。

2.病室内禁止吸烟、酗酒，不可高声喧哗，如听收音机请用耳机。

3.床头柜台面清洁、整齐，毛巾、脸盆定点放置。床下地面无便器等杂物，推车、轮椅定点放置，各种护理标识正确无误（分级护理、饮食、药物过敏、床边隔离、跌倒警示等）。

4.严禁将报纸、卫生纸、卫生巾等易堵塞下水道之物倒入坐便器中，不随地吐痰、乱扔垃圾。

5.督查保洁公司员工做好卫生保洁工作，各项保洁工作符合消毒隔离要求。

（四）物资管理

1.病区内各类物品（家具、医疗器械、被服、药品等）均由护士长全面保管并指派专人负责，采用6S管理办法，所有物资定品种、定数量、定位放置、专人管理。

2.各种物资定期清点、交接及保养，做到账物相符，不浪费、无积压、管理人员调动时办好交接手续，如有遗失，及时查明原因，按规定处理。

3.根据《医院储物室管理规定》做好病房内储物室的物资管理。

4.定期保养并检查病房各种医疗设备运行情况，确保医疗设备处于完好备用状态。

5.注意节约水电、及时熄灯和关闭水龙头，杜绝长流水、长明灯。

（五）患者及陪人的管理

1.新病人入院时，进行入院宣教，介绍住院期间的相关规章制度，签署住院患者告知书，鼓励患者共同参与病房管理。

2.婴幼儿、老年人、危重患者、精神障碍者及生活不能自理者遵医嘱留陪护1人，并办理陪护证。

3.患者住院后，不允许请假或随意离开病房，外出检查者请向医生和责任护士报备并取得帮助。

4.严格病历管理，患者及家属不能私自进入办公室翻阅病历。

5.每月召开1次工休座谈会，征求意见，持续改进病房工作。

6.护理人员每3～5天为患者进行1次相关疾病的健康教育，实施优质护理服务。

7.病房冬天晚21:30，夏天晚22:00熄灯休息，打开地灯，暗化走廊灯，关闭楼层大门。

8.病房内陪人椅使用时间为11:30—13:30，20:30—次日晨07:00，其他时间始终处于折叠状态。

（六）探视人员及其他人员管理

1.周一至周五上午10:30之前为集中查房时间，关闭病房大门，禁止探视。

2.工作人员及时清理非陪护人员，对可疑人员进行询问。

3.病房内严禁散发各种传单、广告，禁止推销人员进入病房。

五、修订依据

1. 2010年12月23日国家卫生健康委员会关于印发《医院实施优质护理服务工作标准（试行）》的通知中的三、临床护理服务（一）病房管理有序。（二）公示并落实服务项目。

2. 2006年9月1日起施行的《医院感染管理办法》中的第三章预防与控制

3. 2013年3月26日关于印发《江西省医疗机构病房管理办法（试行）》的通知

4. 2019年《山东省千佛山医院护理工作手册》

5.《山东省中医院护士长手册》

6.《阳光融合和院工作制度》

六、附件

无。

病区消毒隔离管理规程

类 别	医院制度—护理	文件名称	病区消毒隔离管理规程		
制定部门	手术室	文件编号	SDSZYY-HLB-030		
制定日期	2012-10-01	生效日期	2012-10-01		
修订日期	2020-05-20	修订次数	3	总页码	2
文件类型	☑修订 □制定	审批人		审批日期	

一、目的

降低医院感染发生率，保证医疗质量和患者的安全。

二、范围

医院所有医护人员及物业工作人员。

三、定义

消毒指清除或杀灭传播媒介上病原微生物，使其达到无害化的处理。

隔离是采用各种方法、技术，防止病原体从病人及携带者传播给他人的措施。

四、内容

1. 遵守医院感染管理规章制度。

2. 感染患者与非感染患者分开，同类感染患者相对集中，特殊感染患者单独安置。

3. 医护人员工作时间必须穿戴工作衣帽、口罩和必要的防护措施，并保持清洁。

4. 病房应定时开窗通风，每日2次。地面湿式清扫，必要时进行空气消毒。发现明确污染时，应立即消毒。

5. 治疗室、病室、厕所等应分别设置专用拖布，标记明确，分开清洗，悬挂晾干，定时消毒。

6. 医务人员进入感染患者房间，应严格执行相应疾病的消毒隔离及防护措施，必要时穿隔离衣、戴手套等。

7. 患者的衣服、被单被血液、体液污染时应及时更换。在规定地点清点更换下的衣物及床单元用品。

8. 医护人员在诊治、护理不同患者前后，应洗手或使用快速手消毒剂进行卫生手消毒。

9. 医护人员进入治疗室、换药室等应衣帽整洁、戴口罩，应严格执行无菌操作原则。

10. 各种诊疗护理用品用后按医院感染管理要求进行处理，特殊感染的患者采用一次性用品，用后装入黄色塑料袋内并粘贴标识，专人负责回收。

11. 对特殊感染患者要严格限制探视及陪护人员，必要时穿隔离衣裤、戴口罩及帽子。

12. 传染性引流液、体液等标本需消毒后再处理。

13. 医疗垃圾与生活垃圾分类放置，并有标志。生活垃圾放入黑色垃圾袋中，医疗垃圾放入黄色垃圾袋中。各种医疗废物按规定收集、包装、专人回收。

14. 患者的床头柜用消毒液擦拭，做到一桌一巾，每日2次。病床湿式清扫，做到一床一巾，每日2次。

15. 重点部门：如手术室、消毒供应中心、产房、重症监护室、介入治疗室、内镜室、口腔科、透析室等执行相应部门的消毒隔离要求。

16. 对特殊感染患者及其用物按传染病管理的有关规定，采取相应的消毒隔离和处理措施。

17. 患者出院、转院、转科、死亡后病房及床单元均要进行终末消毒。

五、修订依据

1.李小寒，尚少梅.基础护理学.北京：人民卫生出版社，2018

2.中华护理学会手术室专业委员会.手术室护理实践指南.北京：人民卫生出版社，2019

3.《病区医院感染管理规范》WS/T510-2016

4.国务院《医疗废物管理条例》[L].2011-01-08

5.《医疗机构环境表面清洁与消毒管理规范》WS/T512-2016

六、附件

医务人员洗手方法：

1.在流动水下，使双手充分淋湿。

2.取适量肥皂（皂液），均匀涂抹至整个手掌、手背、手指和指缝。

3.认真揉搓双手至少15秒，应注意清洗双手所有皮肤，包括指背、指尖和指缝，具体揉搓步骤为：

3.1掌心相对，手指并拢，相互揉搓。

3.2手心对手背沿指缝相互揉搓，交换进行。

3.3掌心相对，双手交叉指缝相互揉搓。

3.4弯曲手指使关节在另一手掌心旋转揉搓，交换进行。

3.5右手握住左手大拇指旋转揉搓，交换进行。

3.6将5个手指尖并拢放在另一手掌心旋转揉搓，交换进行。

3.7螺旋式擦洗手腕、手臂，交替进行。

4.在流动水下彻底冲净双手，擦干，取适量护手液护肤。

   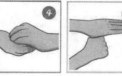

| ❶ 掌心相对，手指并拢相互揉搓 | ❷ 手心对手背沿指缝相互揉搓，双手交换进行。 | ❸ 掌心相对，双手交叉沿指缝相互揉搓。 | ❹ 双手指相扣，互搓。 | ❺ 一手握另一手大拇指旋转揉搓，交换进行。 | ❻ 将五个手指尖并拢放在另一手掌心旋转揉搓，交换进行。 | ❼ 螺旋式擦洗手腕、手臂，交替进行。 |

护士站管理规程

类 别	医院制度—病房管理	文件名称	护士站管理规程		
制定部门	护理部	文件编码	SDSZYY-HLB-031		
制定日期	2017-07	生效日期	2017-12		
修订日期	2020-05-20	修订次数	2	总页码	1
文件类型	☑修订 □制定	审批人		审批日期	

一、目的

保持护士站的干净、整洁、安静。

二、范围

全院各护理单元、职工及外来人员。

三、定义

无。

四、内容

1. 非工作人员一律不得进入护士站。

2. 工作人员在工作时间必须穿戴工作衣帽，着装、仪表符合规范；工作人员不得在护士站聊天、吃零食。

3. 护士站陈设按功能需求规定，物品放置整齐、合理、定位、有序。保管好护士站内物品；交接班时应做到事清、物清、室内清洁整齐，及时做好护士站内物品的维护；护士站内桌面不得放私人物品。

4. 当班人员工作时间不办私事，不议论与工作无关的事情，要相互协作、相互团结。交接班时，所有物品如有丢失，当班人员要照价赔偿，不得推诿或找任何理由。

5. 对患者和来访人员咨询要做到首问负责制，热情大方，接打电话使用文明用语；有患者呼叫信号，随叫随到。

6. 严禁非本科室工作人员操作本科室计算机，包括记账、数据查询、硬软件安装等。

五、修订依据

无。

六、附件

无。

病区治疗室工作规程

类 别	医院制度—病房管理	文件名称	病区治疗室工作规程		
制定部门	护理部	文件编码	SDSZYY-HLB-032		
制定日期	2017-07	生效日期	2017-12		
修订日期	2020-05-20	修订次数	2	总页码	3
文件类型	☑修订 □制定	审批人		审批日期	

一、目的

防止交叉感染，保障治疗用药的安全。

二、范围

全院医务工作人员及保洁人员。

三、定义

治疗室：是无菌、清洁用品存放及操作的环境空间，有配液台，治疗车、药物、无菌物品柜等，主要进行配药的场所。

四、内容

（一）治疗室布局与设施配置

1.室内布局合理，严格区分清洁区与无菌区，标识清楚，配备感应式流动水洗手及擦手纸，备速干手消毒剂、洗手液。

2.设施、物品配备齐全，摆放规范，方便操作。配置物品柜、治疗车、治疗台等。物品柜分设柜门，一次性使用无菌物品、消毒物品、消毒液、清洁物品应分类、分层放置，不得混放，所有药品、物品及器械分类定点放置。

3.治疗室应具备良好的通风、采光条件，每天通风2~3次，20~30min/次，配备紫外线灯或者壁挂式动态空气消毒机，设置每日定时消毒时间，并做好消毒登记，消毒机滤网每周清洁一次。

（二）人员管理

1.治疗室须由专人负责管理，非工作人员严禁入内。

2.工作人员进入治疗室应衣帽整齐，戴一次性医用外科口罩，操作前后认真手卫生，严格执行无菌技术操作规程。

3.加强医护人员的业务培训，增强无菌观念，严格执行无菌操作技术，强化消毒隔离意识。严格执行标准预防、消毒隔离的各项措施。

（三）治疗室环境卫生管理

1.保持室内湿度＜60%，温度在22～24℃。

2.保持治疗台面、治疗车、地面等物体表面清洁，干燥，湿式擦拭2次/天，必要时使用经含氯500mg/L的消毒液浸泡过的抹布、拖把擦拭后，再次清水擦拭。

3.实施Ⅲ类环境的空气消毒标准，动态空气消毒机辐射消毒2次/天，30～60min/次，记录辐射时间及累计时间，半年采用检测仪进行一次辐射强度测试并记录，操作方法参照产品使用说明书，由维护人员定期进行消毒剂维护、内部清洁等。发现异常与监测数据不达标时立即追溯查找原因并进行持续改进。

4.天花板、空调通风口过滤网应每月清洁一次。

5.采用紫外线灯进行物体表面及空气消毒时，应按照WS/T 367的要求，监测紫外线灯辐射强度。

6.保洁用具专室专用，室内使用的洁具、抹布每次使用后用专用清洁池进行洗涤、消毒、干燥保存，使用地巾进行地面清洁，并实施院内的集中回收清洗处理和供应。

（四）工作人员规范操作

1.医务人员进入治疗室必须严格执行无菌技术操作规程，操作前、后实施手卫生并操作规范。

2.启封的无菌溶媒需注明开启时间，超过24小时不得继续使用。

3.使用医院统一购置的碘伏、酒精等消毒液，使用时注明开启日期及时间，在规定时间内使用，小包装的安尔碘开启后7天内使用，及时更换。

4.一人一药一管执行率达100%。

5.在治疗室准备的无菌物品及治疗用具一经给患者使用不得再拿回治疗室。

（五）无菌物品的管理和应用

1.有效期管理。按照换药包、拆线包等无菌包装外灭菌化学指示物所标识的灭菌有效日期进行先进先出的原则放置于非木制无菌物品柜内，计量减少手接触无菌包的次数，若发现过期应交由消毒供应中心回收处理。

2.无菌物品具有三证。所有使用的一次性使用无菌医疗用品均是医院统一采购、证件齐全、包装完好、有效期内的产品，应以小包装摆放于物品柜的一次性无菌物品层。严禁重复使用。

3.用前核对。取出无菌包时，应仔细查看包外灭菌化学指示物变色是否达标，标识是否清晰，标记项目应齐全，如灭菌器编号、运行批号、物品名称、灭菌日期、无菌有效期、打包责任者、校对者。

4.开包检验。打开无菌包后，应检查包内灭菌化学指示物变色是否达标，有无潮湿，包内器械、物品是否齐全、洁净、适用。

5.禁忌。如果发现包外有破损、包内有毛絮等异常情况应及时更换，不得使用。

6.物品定置与标识。无菌物品与非无菌物品固定位置放置，界限清楚，不得混放。

7.可重复使用物品的消毒与灭菌。换药包、拆线包、缝合包应由消毒供应中心回收处理，不得私自处理。

（六）医疗废物处理规范

1.做好医疗废物的分类，不能混放。

2.医疗垃圾的管理应遵循《医疗废物管理条例》及其配套文件的要求，正确分类与收集，感染性医疗废物置黄色垃圾袋中，锐器置于锐器盒中，不应超过容器容积的3/4满。

3.少量的药物性废物可放入感染性废物袋中，应在标签上注明。

4.医疗废物容器应符合要求，不遗洒；标识明显、正确，医疗废物不应超过包装物包装，并及时密封。

5.应使用有效的封口方式，封闭包装物或者容器的封口。

6.隔离的（疑似）传染病患者或隔离的非传染病感染患者产生的医疗废物应使用双层包装物包装并及时密封。

7.应与院内转运人员做好交接登记并双签字，记录完整并保存3年。

五、修订依据

1.《病区医院感染管理规范》WS/T510-2016

2.国务院《医疗废物管理条例》[L].2011-01-08

3.《医疗机构环境表面清洁与消毒管理规范》WS/T512-2016

4.《医务人员手卫生规范》WS/T313-2009

六、附件

无。

换药室工作规程

类　别	医院制度—病房管理	文件名称	换药室工作规程		
制定部门	护理部	文件编码	SDSZYY-HLB-033		
制定日期	2017-07	生效日期	2017-12		
修订日期	2020-05-20	修订次数	2	总页码	3
文件类型	☑修订 □制定	审批人		审批日期	

一、目的

规范使用换药室，预防院内感染，保障患者安全。

二、范围

所有进入换药室的工作人员，包括医生、护士、保洁人员。

三、定义

无。

四、内容

（一）换药室布局与设施配置

1.室内布局合理，严格区分清洁区与污染区，标识清楚，配备感应式流动水洗手及擦手纸，备速干手消毒剂、洗手液。

2.设施、物品配备齐全，摆放规范，方便操作。配置物品柜、换药车、换药台、换药床、靠背椅、脚蹬等。物品柜分设柜门，一次性使用无菌物品、消毒物品、消毒液、清洁物品应分类、分层放置，不得混放，所有物品及用具定点规范放置。

3.换药室应具备良好的通风、采光条件，每天通风2～3次，20～30分钟/次，配备紫外线灯或者壁挂式动态空气消毒机，每日定时消毒，并做好消毒登记，消毒剂滤网每周清洁一次。

（二）人员管理

1.换药室须由专人负责管理，限制非工作人员入内。

2.工作人员进入换药室应衣帽整齐，戴一次性医用外科口罩，操作前后认真手卫生，严格执行无菌技术操作规程。

3.加强医护人员的业务培训，增强无菌观念，严格换药的无菌操作技术，强化消毒隔离意识。严格执行标准预防、消毒隔离的各项措施。

（三）换药室环境卫生管理

1.保持室内湿度＜60%，温度在22～24℃。

2.保持换药台面、换药车、换药床、地面等物体表面清洁。湿式擦拭2次/天，必要时使用经含氯500mg/L的消毒液浸泡过的抹布、拖把擦拭。

3.实施Ⅲ类环境的空气消毒标准，动态空气消毒机辐射消毒2次/天，30～60min/次，记录辐射时间及累计时间，半年采用检测仪进行一次辐射强度测试并记录，操作方法参照产品使用说明书，由维护人员定期进行消毒剂维护、内部清洁等。发现异常与监测数据不达标时立即追溯查找原因并进行持续改进。

4.天花板、空调通风口过滤网应每月清洁一次。

5.采用紫外线灯进行物体表面及空气消毒时，应按照WS/T 367的要求，监测紫外线灯辐射强度。

6.保洁用具专室专用，室内使用的洁具、抹布每次使用后用专用清洁池进行洗涤、消毒、干燥保存，使用地巾进行地面清洁，并实施院内的集中回收、清洗处理和供应。

（四）工作人员规范操作

1.医务人员进入室内必须严格执行无菌技术操作规程，换药操作前、后实施手卫生并操作规范。

2.启封的无菌溶媒需注明开启时间，超过24小时不得继续使用。

3.使用医院统一购置的碘伏、酒精等消毒液，使用时注明开启日期及时间，在规定时间内使用。

4.一人一针一管一带执行率达100%。

5.换药包、拆线包、缝合包应由消毒供应中心回收处理，患者换药、穿刺等治疗性操作，处置后，应进行严格终末消毒。感染性敷料应放置于双层黄色垃圾袋中，专人回收集中处置。

6.每次换药完毕，整理用物，污物桶应每日清理，每周消毒液擦拭消毒一次。

7.使用后换药碗、弯盘、镊子，应先消毒液浸泡，后清洗再高压消毒，器械消毒液每周更换两次。

8.经浸泡使用的锐利器械应严格计时，浸泡30分钟以上方可使用。未使用完的各种敷料、油纱条、敷料桶、棉球罐过期后应重新高压灭菌。

9.换药时严格手卫生，先处理清洁伤口，后处理感染伤口，再处理隔离伤口，特殊感染者不得在换药室换药。

（五）无菌物品的管理和应用

1.按照换药包、拆线包等无菌包装外灭菌化学指示物所标识的灭菌有效日期进行先进先出的原则放置于非木制无菌物品柜内，计量减少手接触无菌包的次数，若发现过期应交由消毒供应中心回收处理。

2.所有使用的一次性使用无菌医疗用品均是医院统一采购、证件齐全、包装完好、有效期内的产品，应以小包装摆放于物品柜的一次性无菌物品层。严禁重复使用。

3.取出无菌包时，应仔细查看包外灭菌化学指示物变色是否达标，标识是否清晰，标记项目应齐全，如灭菌器编号、运行批号、物品名称、灭菌日期、无菌有效期、打包责任者、校对者。

4.打开无菌包后，应检查包内灭菌化学指示物变色是否达标，有无潮湿，包内器械、物品是否齐全、洁净、适用。

5.如果发现包外有破损、包内有毛絮等异常情况应及时更换，不得使用。

6.无菌物品与非无菌物品物品固定位置放置，界限清楚，不得混放。

（六）医疗废物处理规范

1.做好医疗废物的分类，不能混放。

2.医疗垃圾的管理应遵循《医疗废物管理条例》及其配套文件的要求，正确分类与收集，感染性医疗废物置黄色垃圾袋中，锐器置于锐器盒中，不应超过容器容积的3/4满。

3.少量的药物性废物可放入感染性废物袋中，应在标签上注明。

4.医疗废物容器应符合要求，不遗洒；标识明显、正确，医疗废物不应超过包装物包装，并及时密封。

5.应使用有效的封口方式，封闭包装物或者容器的封口。

6.隔离的（疑似）传染病患者或隔离的非传染病感染患者产生的医疗废物应使用双层包装物包装并及时密封。

五、修订依据

1.《病区医院感染管理规范》WS/T510-2016

2. 国务院《医疗废物管理条例》[L].2011-01-08

3.《医疗机构环境表面清洁与消毒管理规范》WS/T512-2016

4.《医务人员手卫生规范》WS/T313-2009

六、附件

无。

急救仪器、物品管理规程

类 别	医院制度—护理管理	文件名称	急救仪器、品管理规程		
制定部门	护理部	文件编码	SDSZYY-HLB-034		
制定日期	2017-07-01	生效日期	2017-07-01		
修订日期	2020-05-01	修订次数	2	总页码	2
文件类型	☑修订 □制定	审批人		审批日期	

一、目的

规范急救仪器、物品管理，确保急救仪器、物品时刻处于有效备用状态，保障抢救顺利进行。

二、范围

全院医护人员。

三、定义

无。

四、内容

（一）急救仪器、物品实行6S管理，保持整洁，性能良好，处于备用应急状态。

（二）急救仪器、物品做到五定管理：定数量、定点安置、定专人管理、定期消毒灭菌、定期检查维修，并及时请领。

（三）急救物品的定置与目视化管理：必须放置在抢救车内，标签清楚，每日检查，处于备用状态。

（四）卡物账相符：科室建立账目，班班交接急救仪器、物品，内容包括数量、性能，交接双方签名。

（五）设备管理

1.制定仪器使用操作规程，护理人员应掌握急救的基本操作技术，能熟练操作相关仪器配合医生抢救患者。

2.护理人员应掌握急救物品性能及保养方法，用后清洁、消毒、检查性能并保养，物归原处，签名。

3.科室有专人定期集中检查、每周检查保养一次，有记录并签名，护士长每月检查并签名。

4.心内外科、ICU、急诊科、麻醉科等科室除颤仪需要每天检测，保证性能良好。

五、修订依据

卫生部《医院工作制度与人员岗位职责》第三章 七十一、病房药品管理制度。

六、附件

无。

贵重仪器管理规程

类　别	医院制度—病房管理	文件名称	贵重仪器管理规程		
制定部门	手术室	文件编码	SDSZYY-HLB-035		
制定日期	2012-10-01	生效日期	2012-10-01		
修订日期	2020-05-20	修订次数	3	总页码	2
文件类型	☑修订 □制定	审批人		审批日期	

一、目的

规范仪器设备的操作规程，指导医护人员正确评估、使用、维护仪器设备，建少操作过程中的安全隐患，最大限度地确保使用中患者及医护人员安全。

二、范围

适用于住院部手术室、日间手术室、麻醉恢复室、普通住院病房、重症监护室、导管室、诊疗间等所有临床区域的医务工作人员。

三、定义

贵重仪器是指医院供医疗、教学、科研所需的价值昂贵或品种稀少、质量精密的仪器设备。

四、内容

（一）维保频次

根据规定将贵重仪器定点放置、专人保管、定期进行检查和养护(每周一次)。

（二）培训与使用要求：

制定详细的各种仪器操作流程及使用注意事项，并负责相关的技术培训工作，确保人人熟练掌握。

（三）建立贵重仪器使用、维护登记档案

建立贵重仪器使用、维护登记本，详细记录仪器名称(包括编号)、使用起始终止时间(精确到分钟)、工作时数(小时)、运转状态(良好或故障)、维护日期及维护者姓名，同时注明患者姓名、住院号和诊断。

（四）用前检查

使用前应先检查仪器的性能状态，确认良好后，操作者应严格按照操作规程进行操作。

（五）故障处理

操作过程中如发现仪器运转异常，应立即停机查找原因，必要时联系设备资产处进行维修，严禁带故障和超负荷运转，务必保证治疗的安全性和连续性。

（六）用后正确维护

使用完毕应按照要求做好仪器的清洁消毒工作，将所有开关、手柄、导线等置于规定位置，保证仪器处于应急状态。

（七）保管禁忌

贵重仪器原则上不外借，特殊情况须经分管领导批准，方可借出;收回时，认真检查，无误后方可收回。

五、修订依据

1.中华护理学会手术室专业委员会.手术室护理实践指南.北京：人民卫生出版社，2019。

2.手术室管理手册.2017（院编）。

六、附件

示例：高频电刀操作流程。

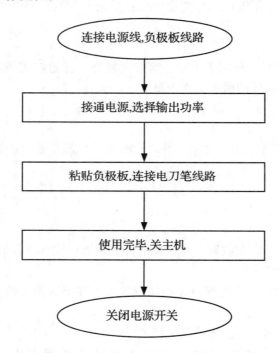

冰箱使用管理规程

类　别	医院制度—病房管理	文件名称	冰箱使用管理规程		
制定部门	护理部	文件编码	SDSZYY-HLB-036		
制定日期	2020-05-01	生效日期			
修订日期		修订次数	3	总页码	1
文件类型	□修订 ☑制定	审批人		审批日期	

一、目的

规范科室内冰箱使用方法，确保冰箱内的药品及物品保存安全。

二、范围

全体医务人员。

三、定义

无。

四、内容

1. 冰箱定置要求：冰箱应放置于通风干燥的位置，避免阳光直射。

2. 冰箱内存放物品：冰箱主要用于放置需低温保存的各类药品、标本、血袋、冰袋、中医治疗药品等，严禁存放私人物品及食物。

3. 冰箱内物品定置与目视化管理：冰箱内物品应分类、分区域存放并有标识(如高危药品用红色标签标识，并单独放置，一目了然；次日用药区、备用针剂区、内服药区、外用药区、患者自备药区、未启用胰岛素区、使用后保存24小时血袋区、其他区域等），贵重及特殊药物应班班交接。

4. 开启药品的标识：冰箱内开启的药品应标明开封日期及时间。患者自备冷藏药品应标明患者床号、姓名、数量。

5. 冰箱监测记录：每天药班负责冰箱监测并记录，检查冰箱内药品、物品质量，冰箱冷藏温度常规设置在2~8℃，每日监测记录1次；冰箱每周用消毒液擦拭消毒整理一次，每月除霜一次并记录（具有自动除霜功能的冰箱除外）。

6. 物品及药品效期管理：冰箱内药品、物品实行动态管理;加强医用冰箱安全管理，注意防盗。

7. 护士长每周检查一次。

五、修订依据

无。

六、附件

无。

患者入院、出院护理工作规程

类 别	医院制度—病房管理	文件名称	患者入院、出院护理工作规程		
制定部门	护理部	文件编码	SDSZYY-HLB-037		
制定日期	2020-01	生效日期	2020-05		
修订日期	2020-05-20	修订次数		总页码	2
文件类型	☑修订 □制定	审批人		审批日期	

一、目的

规范患者出入院流程，使医疗工作有序进行，保障患者安全。

二、范围

病房护理人员。

三、定义

无

四、内容

（一）入院

1.在患者入院之前准备好床单元及相应物品，急症、危重者通知医生做好救治准备。

2.主动迎接患者并陪同患者至指定的床位并协助患者取舒适卧位。

3.通知管床医生。

4.做好相应的卫生处置，根据病情做好下一步的护理及各项准备工作。如：抢救、手术、分娩等。

5.向患者告知入院须知及相关制度。介绍主管医生、主管护士、住院环境，宣教住院规则/须知、病房有关制度(病室环境、物品摆放、住院安全、作息时间、探陪制度、膳食制度等)，让患者及陪护尽快熟悉医院环境。

6.完成入院病情评估、跌倒坠床风险因素评估、压疮风险因素评估、疼痛评估、下肢静脉血栓评估、生活自理能力及精神社会状况等各项评估，了解患者的病情及心理状况。

（二）出院

1.接到患者出院医嘱后，完成执行所有录入医嘱、记账明细无误后，告知患者或家属可以到住院处或病区自助机结算。

2.患者出院前，由责任护士及主管医师将出院小结交予患者，并认真向患者及其亲属告知出院后注意事项。包括：目前的病情，药物的剂量、作用、副作用，饮食，活动，复诊时间，如何预约等。

3.准确告知患者和家属办理出院手续的方法。

4.主动征求对医疗、护理等各方面的意见及建议。

5.清点患者床单元物品：包括被服类、家具等。

6.患者出院结算后离院，嘱患者带齐个人用物，将患者送出病房。

7.出院后，床单元进行终末消毒，并准备备用床。

五、修订依据

游小龙.浅谈优质护理服务在出入院工作中的应用[J].临床医药文献电子杂志,2018,5(62):102+112.

六、附件

出入院流程。

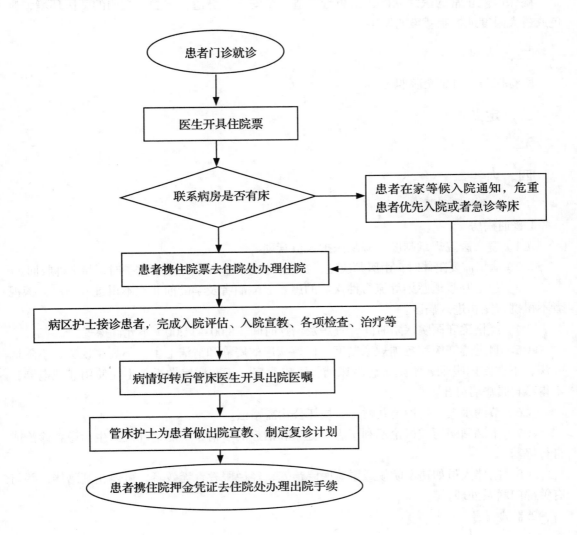

探视、陪伴管理规程

类　别	医院制度—病房管理	文件名称	探视、陪伴管理规程		
制定部门	护理部	文件编码	SDSZYY-HLB-038		
制定日期	2017-07	生效日期	2017-12		
修订日期	2020-05-20	修订次数	2	总页码	2
文件类型	☑修订 □制定	审批人		审批日期	

一、目的

确保医院正常的医疗秩序，给患者营造一个安全、舒适、宁静、文明的就医环境，避免或最大限度地控制感染的发生。

二、范围

所有探陪人员，全院职工。

三、定义

无。

四、内容

（一）探视管理要求

1.普通病房

（1）遵守医院规章制度，服从医护人员管理。

（2）病情需要陪伴时，由医师决定，护士长发放陪护证，不需要陪护时，将证件收回。

（3）患上呼吸道感染等流行性疾病的患者、酗酒者及学龄前儿童不得进入病房，探视者不得携带宠物进入病区。

（4）严格遵守医院探陪时间，查房及治疗时间（8:00—11:00）不允许探视。

（5）自觉遵守医院各项规章制度，保持病房的安静和清洁卫生，不高声谈笑、不随地吐痰，不在院内吸烟，不坐卧患者床铺，不串病房，不在病房做饭，不能使用违规电器，不得私自带患者外出。

（6）节约水电，爱护公共财产，损坏公物需赔偿。

（7）不翻阅病历或谈论不利于患者健康和治疗的事情，不能请外院医生为患者诊治或自行停药。

（8）陪伴人员如违反院规或影响医院治安，经说服教育无效者，可停止其陪伴，并与有关部门联系处理。

2.监护病房

（1）严格按照ICU规定要求探视其他时间一律谢绝探视。

（2）每床患者仅限一人探视。

（3）视前更换隔离衣、穿鞋套、戴口罩、帽子，探视时可带少量生活用品。

（4）探视时遵守病房规定，保持室内清洁卫生、不得随地吐痰和丢果皮、纸屑、不得喧哗，以免影响患者休息。

（5）危重患者抢救期间，未经医生允许不得探视。

（6）家属疑有呼吸道感染者、婴幼儿不允许探视。

（二）陪护管理要求

1.根据病情需要医生下医嘱留陪人。一患一陪。

2.陪伴人员应在规定时间陪伴，陪伴期间自觉遵守医院规定和要求，服从科室管理，遵守病房管理制度，不干扰医疗护理正常秩序。

3.陪伴人员与医护人员密切配合，查房及治疗时间鼓励参与配合病房工作，由医护人员向其说明指导。

4.未经医护人员允许，不得向患者透露、谈论病情，不得向患者提及有关治疗方面的意见，以免影响患者情绪及身体健康。

（三）新型冠状病毒肺炎疫情期间的探陪管理要求

1.疫情期间严禁探视。

2.对确需留陪人的每床限定一名健康的、固定的陪护人员，患者及其陪护人员签署"责任告知书"。陪护人员需凭健康通行码、身份证、陪护证、新型冠状病毒肺炎核酸检测阴性结果化验单方可进入病房，尽量减少不必要的走动，在病房内佩戴口罩，不得随意进入他人病房及其他场所。

五、修订依据

1.靳雷.大型综合性医院探陪管理工作面临的问题及对策[J].江苏卫生保健,2011,13(03):27-28.

2.李九红,刘亚琴,沈东美,徐建如.新型冠状病毒肺炎流行期间急诊病房探陪人员的健康教育及管理[J].交通医学,2020,34(02):129-130，135.

六、附件

无。

分级护理规程

类　别	医院制度—病房管理	文件名称	分级护理规程		
制定部门	护理部	文件编码	SDSZYY-HLB—039		
制定日期	2017-07	生效日期	2015-05-01		
修订日期	2020-05-20	修订次数	3	总页码	3
文件类型	☑修订 □制定	审批人		审批日期	

一、目的

根据病人的病情等级和自理能力等级，确定护理级别，提供相应的护理措施。

二、范围

住院患者。

三、定义

分级护理是指患者在住院期间，医护人员根据患者病情和（或）自理能力，确定并实施不同级别的护理。护理分级分为四个级别：特级护理、一级护理、二级护理和三级护理。

四、内容

（一）理分级依据和护理要点

1．特级护理

（1）分级依据：符合以下情况之一，可确定为特级护理

1）维持生命，实施抢救性治疗的重症监护患者。

2）病情危重，随时可能发生病情变化，需要进行监护、抢救的患者。

3）各种复杂或大手术后，严重创伤或大面积烧伤的患者。

（2）护理要点

1）严密观察患者病情变化，监测生命体征。

2）根据医嘱，正确实施治疗、给药措施。

3）根据医嘱，准确测量出入量。

4）根据患者病情和自理能力，正确实施基础护理和专科护理，如口腔护理、压疮护理、气道护理及管路护理等，实施安全措施。

5）保持患者的舒适和功能体位。

6）实施床旁交接班。

2．一级护理

（1）分级依据：符合以下情况之一，可确定为一级护理。

1）病情趋向稳定的重症患者。

2）病情不稳定或随时可能发生变化的患者。

3）手术后或治疗期间需严格卧床的患者。

4）自理能力重度依赖的患者。

（2）护理要点

1）每小时巡视患者，观察患者病情变化。

2）根据患者病情，测量生命体征。

3）根据医嘱，正确实施治疗、给药措施。

4）根据患者病情和自理能力，正确实施基础护理和专科护理，如口腔护理、压疮护理、气道护理及管路护理等，实施安全措施；

5）提供护理相关的健康指导。

3．二级护理

（1）分级依据：符合以下情况之一，可确定为二级护理

1）病情趋于稳定或未明确诊断前，仍需观察，且自理能力轻度依赖的患者。

2）病情稳定，仍需卧床，且自理能力轻度依赖的患者。

3）病情稳定或处于康复期，且自理能力中度依赖的患者。

（2）护理要点

1）每2小时巡视患者，观察患者病情变化。

2）根据患者病情，测量生命体征。

3）根据医嘱，正确实施治疗、给药措施。

4）根据患者病情和自理能力，正确实施护理措施和安全措施。

5）提供护理相关的健康指导。

4．三级护理

（1）分级依据：符合以下情况之一，可确定为三级护理

病情稳定或处于康复期，且自理能力轻度依赖或无须依赖的患者。

（2）护理要点

1）每3小时巡视患者，观察患者病情变化。

2）根据患者病情，测量生命体征。

3）根据医嘱，正确实施治疗、给药措施。

4）提供护理相关的健康指导。

五、修订依据

1．2018年4月24日国家卫生健康委员会发布关于印发《关于印发医疗质量安全核心制度要点的通知》通知中的四《分级护理制度》。

2．《综合医院分级护理指导原则》

3．《中华人民共和国卫生行业标准》

六、附件

1. Barthel指数（BI）评定量表。

序号	项目	完全独立	需部分帮助	需极大帮助	完全依赖
1	进食	10	5	0	/
2	洗澡	5	0	/	/
3	修饰	5	0	/	/
4	穿衣	10	5	0	/
5	控制大便	10	5	0	/
6	控制小便	10	5	0	/
7	如厕	10	5	0	/
8	床椅转移	15	10	5	0
9	平地行走	15	10	5	0
10	上下楼梯	10	5	0	/
Barthel指数总分：　　分 注：根据患者的实际情况，在每个项目的对应的得分上划"∨"					

2. 自理能力等级。

自理能力等级	等级划分标准	需要照护程度
重度依赖	总分≤40分	全部需要他人照护
中度依赖	总分41~60分	大部分需要他人照护
轻度依赖	总分61~99分	少部分需要他人照护
无需依赖	总分100分	无需他人照护

注：依据Barthel指数（BI）评定量表对患者日常生活活动进行评定，根据Barthel指数总分，确定自理能力等级。

护理人员值班与交接班规程

类　别	医院制度—病房管理	文件名称	护理人员值班与交接班规程		
制定部门	护理部	文件编码	SDSZYY-HLB-040		
制定日期	2017-07-01	生效日期	2017-09-01		
修订日期	2020-05-01	修订次数	2	总页码	3
文件类型	☑修订 □制定	审批人		审批日期	

一、目的

确保值班人员坚守岗位，履行职责，通过交接班制度保证诊疗、护理工作准确、及时、安全、不间断。

二、范围

全院护理人员。

三、定义

指医疗机构及其医务人员通过值班和交接班机制保障患者诊疗过程连续性的制度。

四、内容

（一）值班

1.护士长安排护理人员24小时值班，值班人员坚守岗位，不得擅离职守，不得擅自调整、顶替班次，如确有特殊情况时，经护士长批准后方可调整。

2.全面履行岗位职责，做好病区管理工作；遇有重大问题，要及时逐级请示报告。

3.按照《护理分级制度》巡视病房，及时发现患者病情变化并给予处理。

4.值班期间所有的诊疗活动必须及时记入护理文书。

5.值班护士与值班医师每晚共同查房，包括对陪伴人员、病房卫生及安全等全面检查。

6.值班者必须在交班前完成本班的各项护理工作，白班为夜班做好用物准备，如消毒敷料、试管、标本瓶、注射器、常备器械、被服等，以便于夜班工作。

7.各级值班人员应当确保通讯畅通。

（二）交接班（交接班内容应当专册记录，并由交班人员和接班人员共同签字确认。）

1.交接班形式

（1）日常交接班

（2）集体交接班

（3）床旁交接班

2.交接班内容

（1）日常交接班要求

1）按时交接班，接班者应提前15分钟进入病区，清点物品、药品、阅读交班记录及相关护理文书。在接班者未到之前，交班者不得离开岗位。

2）交班前应完成本班工作，并未下一班准备好抢救药品、物品、器械、被服等。

3）交班者应在电子病历系统书写日夜交班报告并详细记录危、重、新、手术前后及有特殊病情变化患者的情况、观察重点及注意事项等。

4）交接班双方必须交接清楚。交班过程中应现场测试各管路是否通畅，重测监测仪器数值。交班中发现病情、治疗器械、物品交代不清，应立即查问。接班时发现问题，应由交班者负责；接班后如因交班不清发生的问题，应由接班者负责。

5）遇紧急情况或抢救时不可进行交接班（可在紧急情况或抢救结束后方可交接班）。

6）交班或接班人员任何一方因特殊情况不能参加交接班时，不得进行交接班。

7）交班中的十不交十不接内容

①病人病情不清，不交不接。

②治疗药物不清，不交不接。

③危重病人床单不整洁，不交不接。

④病人输液外漏不处理，不交不接。

⑤抢救病人经过不清，不交不接。

⑥当班护理记录不完整，不交不接。

⑦入院评估未完成，不交不接。

⑧病人特殊治疗未完成，不交不接。

⑨药物过敏试验结果未观察，不交不接。

⑩病房药品、物品不齐，不交不接。

（2）交接班内容

1）患者总数、出入院、转科、转院、分娩、手术、死亡人数以及新入院、危重患者、抢救患者、大手术后或有特殊检查处理、病情变化及思想情绪波动的患者。

2）医嘱执行情况、各项护理记录、各种检查标本采集、各种处置完成情况及后续工作。

3）查看昏迷、瘫痪等危重患者皮肤情况，基础护理完成情况，各种导管固定和通畅情况。

4）备用、贵重、麻醉药品、精神药品、放射性药品、医疗用毒性药品及药品类易制毒化学品（毒麻、精神药品）及抢救药品的数量，器械、仪器的数量、功能状态等。

5）交接班者共同巡视检查病房是否达到清洁、整齐、安静的要求，查看各项工作的落实情况。

3.集体交接班

（1）交接班要求

1）晨会集体交接班由护士长主持，当班护理人员均应8:00准时到会。

2）夜班护士报告病房24小时动态。

（2）交接班内容

1）夜班护士汇报患者情况，对危重患者要重点交接，汇报内容简明扼要、重点突出。

2）护士长布置当日重点工作，传达各项会议精神。

3）在保证交班质量的基础上，交接班应于15分钟内结束，小讲课日时间可适当延长，但不应影响正常护理工作。

4.床旁交接班

（1）交接班要求

交班护士与接班护士在住院患者床旁进行现场交接班。

（2）交接班内容

1）输液交接，包括输液滴速、穿刺周围有无渗漏、红肿等。

2）皮肤交接，查看全身皮肤清洁状况，观察有无发红、皮疹、破损、压疮、烫伤及大小便污染等。

3）管路交接，检查各种导管是否通畅及有无脱出，观察引流液的颜色、性状和量。

4）仪器设备交接，床边病情交接及监护等设备运行情况。

5）伤口交接，检查敷料包扎、渗出情况。

6）专科需特殊观察的内容。

7）床单元是否整洁、干燥。

五、修订依据

1. 2018年4月24日国家卫生健康委员会发布关于印发《关于印发医疗质量安全核心制度要点的通知》通知中的五《值班与交接班制度》。

2.《护士条例》（中华人民共和国国务院令第517号）。

六、附件

无。

护理巡视规程

类　别	医院制度—病房管理	文件名称	护理巡视规程		
制定部门	护理部	文件编码	SDSZYY-HLB-041		
制定日期	2020-05-20	生效日期			
修订日期		修订次数		总页码	2
文件类型	□修订　☑制定	审批人		审批日期	

一、目的

落实分级护理制度，发现、处理、满足患者的需求，保障护理安全。

二、范围

全院护理人员。

三、定义

护理巡视：依照患者护理级别和护理需求进行巡视，观察患者病情变化，保障患者安全。

四、内容

（一）巡视原则

按照护理级别、护理需求实施护理巡视。发现和解决患者的护理问题，按要求书写护理记录单及交接班报告。护士长负责病区全面护理质量监督、督导，保障病区管理安全有序。

（二）巡视时间

1.护士长巡视时间：每日晨上班前15分钟，08:00—11:00，14:00—17:00各至少巡视一次。

2.责任组长巡视时间：每日8:00—9:00，10:00—11:00，14:00—15:00，16:00—17:00各至少巡视一次。

3.责任护士巡视时间：按分级护理指导原则，特级护理24小时专人负责；一级护理1小时1次；二级护理2小时1次；三级护理3小时1次。

（三）巡视内容

1.意识及生命体征观察。观察患者病情和精神状况(意识、面色、口腔、胸廓起伏、活动),按医嘱要求测量生命体征,随时了解各脏器功能及护理效果。发现病情变化及时通知医生。

2.输液的观察。输液穿刺针(导管)确保在血管内,是否固定妥善；局部有无肿胀、疼痛或静脉炎表现；针眼处有无出血或脓性分泌物；输液系统是否密闭，接头处是否衔接紧密；滴壶液面以下有无气泡,液体滴数是否合适；应用特殊药物及中成药应定时巡视观察,及时发现不良反应。

3.伤口的观察。记录伤口渗出情况,色、质、量；伤口及周围组织有无肿胀及血运状况；伤口包扎松紧适度，妥善固定敷料。

4.管道的观察。注意各管路(吸氧管、鼻饲管、气管导管、引流管、导尿管等)是否妥善固定,严防脱出、滑入、逆行感染；避免扭曲受压,确保通畅；注意观察记录引出液的色、质、量，如有异常及时报告医生。

5.卧位、皮肤的观察。观察患者卧位是否舒适、符合治疗护理的需求并保持功能位；观察骨突处受压情况，有无局部破损、肿胀。

6.心理、情绪的观察。听取患者主诉，进行必要的体检，开展健康教育。

7.标识、环境观察。标识齐全(导管标识、安全标识、床头牌)；床单元、呼叫器、床头灯、陪护椅、床头柜、卫生间、走廊楼梯等符合"6s"规范要求。

8.仪器设备的观察。仪器的工作状态；导线有无脱落；仪器时间是否准确。

五、制定依据

1. 2008年5月12日中华人民共和国国务院令（第517号）《护士条例》。

2. 2018年10月1日中华人民共和国国务院令（第701号）《医疗纠纷预防和处理条例》。

3. 2016年1月1日国家卫生和计划生育委员会令（第10号）《医疗质量管理办法》。

4. 2009年7月1日卫生部《综合医院分级护理指导原则（试行）》。

六、附件

无。

护理查对规程

类　别	医院制度—病房管理	文件名称	护理查对规程		
制定部门	护理部	文件编码	SDSZYY-HLB-042		
制定日期	2012-01-01	生效日期	2012-10-01		
修订日期	2020-05-01	修订次数	3	总页码	3
文件类型	☑修订 □制定	审批人		审批日期	

一、目的

规范护理人员护理查对，以确保患者安全，防止差错事件的发生。

二、范围

全体护理人员。

三、定义

无。

四、内容

(一)医嘱查对制度

1.医嘱经办公护士和责任护士核对无疑议后，方可执行。

2.责任护士每日对分管病人医嘱查对一次执行情况，及时处理未执行医嘱，做到当班问题当班解决，下班前做好交接。

3.下一班护士对上一班医嘱执行情况进行再次核对，有问题及时查明处理。

4.办公护士每日下班前对当日所有患者医嘱项目是否正确完整、医嘱执行情况以及患者记费进行核查，上班后对夜间医嘱进行核查，内容同前，发现问题及时与夜班护士查明原因、处理。

5.护士长每周对病区所有患者医嘱执行情况进行督查，有疑惑者随时核对。

6.核查医嘱后在"医嘱查对记录本"上签名。

7.对有疑问的医嘱，必须向医师核对无误后方可执行。

8.抢救患者时，医师下达的口头医嘱，执行者需完整复述一遍，经医师复核无误后方可执行，并保留用过的空安瓿，经两人核对后方可弃去。抢救结束后6小时之内补全医嘱，执行者签全名，执行时间为抢救当时时间。

（二）服药、注射、处置查对

1.服药、注射、处置必须严格执行"三查九对"制度，操作前核对时让患者或其家属陈述患者姓名，再使用PDA电子扫描。至少同时使用两种患者身份识别方法（如床号、姓名、住院号、出生年月等），以确认患者身份，禁止仅以房间号或床号作为识别的唯一依据。对新生儿及因意识不清、语言交流障碍等无法向医务人员陈述自己姓名的患者，有陪同人员时由陪同人员陈述患者姓名。

三查：操作前查、操作中查、操作后查。

九对：床号、姓名、药名、剂量、用药时间、用法、浓度、有效期、过敏史。

2.清点和使用药品前要检查药品外观、标签、有效期和批号，如不符合要求不得使用。静脉给药要注意有无变质、瓶口松动、裂缝。同时使用多种药物时，要注意配伍禁忌。水剂、片剂注意有无变质。

3.摆药后需经第二人核对无误后方可执行。

4.易致过敏药物，给药前应询问有无过敏史，使用麻醉药品、精神药品、放射性药品、医疗用毒性药品及药品类易制毒化学品等特殊管理药品的使用需经过双人核对，用后保留空瓶。

5.发药、注射时，患者如提出疑问，应及时查对，无误时方可执行。

6.观察用药后反应，对因各种原因患者未能及时用药者应及时报告医生，根据医嘱做好处理，并做好记录。

（三）饮食查对制度

1.每日处理医嘱后，按护理单查对床头饮食卡、一览牌饮食标记。

2.发放特殊饮食时，应准确核对患者身份，让患者或其家属陈述患者姓名，以确认为正确的患者发放特殊饮食。

3.患者进食时，查对饮食种类与患者的医嘱及病情是否相符。

（四）输血查对制度

1.输血前须两人核对，确保医嘱单、配发血报告单、血袋标签上的信息完全一致。严格执行"三查八对"。

三查：查血液有效期、血液质量（血液有无凝血块和溶血、血袋有无破损）、输血装置是否完好。

八对：床号、姓名、住院号、血袋号、血剂量、血液种类、血型及交叉配血的各项内容。

2.两人核对无误后于配发血报告单上签字。

3.床边再次由两名护士进行"三查八对"，让患者或其家属陈述患者姓名及血型，用PDA核对患者腕带，确认无误后方可输入。

（五）手术查对

1.进行术前准备及手术室接患者手术时，应查对科别、床号、姓名、性别、住院号、诊断、拟施手术名称、手术部位（左、右）、所带的术前、术中用药以及病历与资料等。

2.所有手术患者应使用"腕带"作为核对信息依据，让患者或其家属陈述患者姓名，以确认患者身份。

3.查对手术名称及配血报告、药物过敏试验结果等。

4.查对无菌包外、包内无菌指示卡是否符合要求，手术器械是否齐全。

5.三方核查。手术麻醉实施前、切皮前及患者离开手术室前，实行"暂停核对"，由手术医师、麻醉师、护士三方核对患者姓名、诊断、手术部位、手术方式等。

6.器械物品核对。手术开始前、体腔和深部组织手术关闭前后、手术结束后，均须核对纱布垫、纱布、缝针、器械数目与术前数目相符。

7.对使用各种手术体内植入物之前，必须详细核对各种标示内容及有效期。

8.手术取下的标本，应由洗手护士与手术者核对后交由巡回护士，再次核对患者姓名、住院号、诊断、手术名称、切除组织，填写病理标本袋标签待检。

（六）消毒供应中心查对

1.回收器械、器具、物品清点时：查对名称、数量、预处理情况以及性能及完好度。

2.清洗消毒时，查对消毒液的有效浓度及浸泡消毒时间。

3.包装时，查对器械及敷料的名称、数量、清洗质量、性能、有无破损、缝补、是否充分干燥。

4.灭菌前，查对器械敷料包装规格是否符合要求，装载方式是否正确；灭菌器各种仪表、程序控制是否符合标准要求。

5.灭菌后，查看物理监测、化学监测、生物监测是否合格，查看包装是否合格，有无湿包。

6.发放灭菌物品时，查对科室、名称、数量、无菌物品有效性、包装完好性。外观质量、灭菌标识等。

7.随时检查备用的各种诊疗包是否在有效期内及保存条件是否符合要求。

五、修订依据

1.《中华人民共和国执业医师法》由中华人民共和国第九届全国人民代表大会常务委员会第三次会议于1998年6月26日修订通过，自1999年5月1日起施行。

2.《医疗机构管理条例》国务院令第149号，2016年2月6日国务院令第666号修改施行。

3.《护士条例》中华人民共和国国务院令第517号，2008年1月23日国务院第206次常务会议通过，自2008年5月12日起施行。

六、附件

无。

腕带使用管理规程

类　别	医院制度—病房管理	文件名称	腕带使用管理规程		
制定部门	护理部	文件编码	SDSZYY-HLB-043		
制定日期	2020-05-20	生效日期			
修订日期		修订次数		总页码	2
文件类型	□修订 ☑制定	审批人		审批日期	

一、目的

快速准确识别患者身份，保障患者安全。

二、范围

适用于在我院就医的急诊留观室患者及所有住院患者。

三、定义

腕带是标有患者重要资料的身份标识带。

四、内容

1. 腕带由责任护士或接诊护士为入院、留观室患者打印、佩戴，向患者及家属讲解腕带使用注意事项及重要性。

2. 佩戴腕带时，经两名护理人员核对，确认腕带上信息与身份证/社保卡及HIS系统中的信息一致，确认无误后方可佩戴。

3. 腕带佩戴位置依次为左腕、右腕、左踝、右踝。距腕、踝部5cm范围内，松紧以可放入一至二指为宜。注意佩戴部位皮肤完整，无擦伤，血运状况良好，肿胀的肢体需最大限度地避免皮肤磨损。

4. 在患者住院治疗期间，护士应每班次检查患者腕带标识，确保标识信息清晰可辨。检查佩戴部位皮肤情况及肢体血运情况，保证皮肤完整，无擦伤，血运状况良好。

5. 护理操作前护士应对患者进行反问式核对并使用PDA扫描腕带，确认患者身份。

6. 患者转科或腕带遗失、损坏、信息不可辨时，须经两名护理人员重新核对无误后给患者佩戴新腕带。

7. 严禁医务人员、患者及家属随意将患者腕带取下。严禁任何人涂改、刮除腕带标识信息。

8. 腕带标识是病人专用信息，不得转借于他人使用。

9. 患者出院、转院或死亡时由责任护士将其剪断、取下，销毁腕带并置于医疗垃圾内。

五、制定依据

1. 2002年1月1日中华人民共和国国务院令（第322号）《规章制定程序条例》。
2. 2003年6月16日中华人民共和国国务院令（第380号）《医疗废物管理条例》。
3. 2016年1月1日国家卫生和计划生育委员会令（第10号）《医疗质量管理办法》。

六、附件

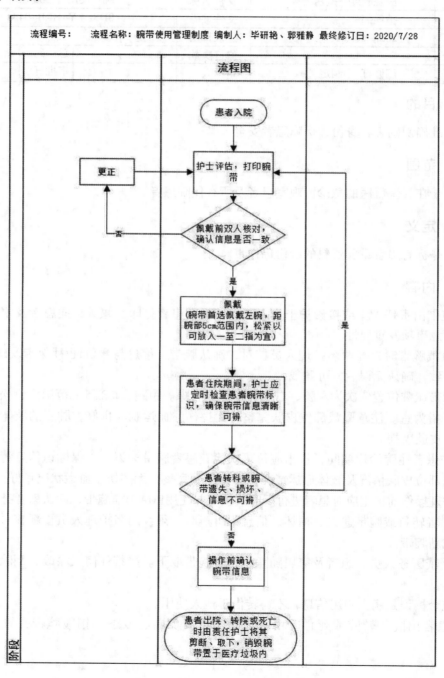

医嘱执行规程

类 别	医院制度—病房管理	文件名称	医嘱执行规程		
制定部门	护理部	文件编码	SDSZYY-HLB-044		
制定日期	2012-01-01	生效日期	2012-01-01		
修订日期	2020-05-20	修订次数	3	总页码	2
文件类型	☑修订 □制定	审批人		审批日期	

一、目的

规范临床护理人员正确执行医嘱，确保患者安全。

二、范围

全体医护人员。

三、定义

无。

四、内容

1. 护士应遵照医嘱为患者实施各种治疗及护理。

2. 护士不执行电话医嘱及口头医嘱（抢救、手术时除外）。

3. 下达与执行医嘱的人员，必须是本院具备注册执业医师与注册护士资格的人员，其他人员不得下达与执行医嘱。

4. 护士执行医嘱前，应确认患者姓名、床号、药名、剂量、频次、用法和时间，对有疑问的医嘱，必须询问下医嘱医生，问清弄懂后方可执行。

5. 护士正确执行处理医嘱内容，签名并打印各项执行单。执行医嘱时，进行PDA扫描确认。

6. 医生开出医嘱后，护士必须迅速及时执行，抢救及急需完成的医嘱应立即执行。

7. 医生除抢救或手术中不得下达口头医嘱。下达口头医嘱时，护士需复述一遍，经医师确认无误后方可执行，并保留用过的空安瓿，经两人核对后方可弃去,医师在6小时内及时补记医嘱。

8. 凡需下一班执行的医嘱，均需做交班处理。

9. 患者手术、转科、分娩后、出院或死亡后，应及时停止此前的所有医嘱，重新执行术后或转科后医嘱。

五、修订依据

1.《医疗机构管理条例》。
2.《护士条例》。

六、附件

无。

口头医嘱执行规程

类 别	医院制度—病房管理	文件名称	口头医嘱执行规程		
制定部门	护理部	文件编码	SDSZYY-YWC-045		
制定日期	2012-01-01	生效日期	2012-10-01		
修订日期	2020-05-20	修订次数	3	总页码	2
文件类型	☑修订 □制定	审批人		审批日期	

一、目的

规范临床护理人员口头医嘱执行，及时抢救，确保患者安全。

二、范围

全体医护人员。

三、定义

无。

四、内容

（一）执行时机

在抢救或手术中。

（二）执行流程

1.医师清晰地读出药物名称、剂量(不得用容量单位表示)、用药途径，且重复1遍。

2.护士清楚地复述1遍医嘱，得到医师的确认后，方可执行。

3.现场如有第2个人确定听到了同样的口头医嘱后，应直接记录，以备核查。

4.如果是电话医嘱，应准确地记录电话号码、医师的姓名、通话时间、医嘱的内容等有关信息，同时有2人接听核实，在急救时接听者复述2遍后再做确认。

（三）补下医嘱时限

1.已执行的口头医嘱或电话医嘱应在6小时内完成补记和转抄工作。

2.记录必须于抢救医师离开现场之前，及时补记口头医嘱并签名，执行护士确认后方可离开。

（四）注意事项

1.对特殊药物，如剧毒、麻醉等药物不能执行口头医嘱和电话医嘱。

2.执行注射治疗的医嘱时，保留液体瓶、安瓿，以便核对时使用。

（五）记录

建立抢救用药记录本，记录抢救时间、药物名称、剂量、用法、紧急处理内容，同时医护双方进行查对，确保口头医嘱的正确实施，确保医疗记录和护理记录的一致性，保证患者安全。

五、修订依据

1.《执业医师法》。

2.《医疗机构管理条例》。

3.《护士条例》。

六、附件

无。

抢救工作规程

类　别	医院制度---病房管理	文件名称	抢救工作规程		
制定部门	护理部	文件编码	SDSZYY-HLB-046		
制定日期	2012-01	生效日期	2012-05		
修订日期	2020-05	修订次数	3	总页码	2
文件类型	☑修订 □制定	审批人		审批日期	

一、目的

挽救生命，维持生命，促进复原。

二、范围

全体医护人员。

三、定义

无。

四、内容

（一）抢救工作的组织和协调

1.抢救工作由科主任、护士长负责组织和指挥。

2.参加抢救的医护人员要全力以赴，迅速到位，分秒必争，密切配合。

3.如遇重大抢救，护士长应及时向护理部汇报，并接受护理部的指挥和协调，协助科室报告院内相关部门。

4.凡涉及法律纠纷者，要及时报告有关部门。

（二）抢救用物管理到位

1.抢救器材及药品齐全完备，标示清楚。

2.定人保管、定位放置、定量储存，按消毒时限消毒灭菌，每月进行性能检测、清点补充。

3.抢救用物使用后做好交班，做到账物相符。

4.医护人员必须熟练掌握各种物品、设备的性能及使用方法，熟悉抢救药品的作用及不良反应。

5.各种抢救物品、药品及设备用后应及时清理、消毒、补充、充电，物归原处并记录，以备再用。抢救完毕，做好终末消毒。

（三）参加抢救人员的管理

1.严格遵守相关法律法规及各项规章制度，规范各种操作流程。

2.必须坚守岗位，听从指挥，遵照各种疾病的抢救常规程序进行工作。

3.医师未到前，护理人员应根据病情给予必要的抢救措施，如吸氧、吸痰、测血压、建立静脉通道、人工呼吸、胸外心脏按压、包扎止血等，并及时向医师提供诊断依据。

4.护理人员执行口头医嘱时应复述一遍，双人核对药品后执行，用过的药品空安瓿，经双人核对后方可弃去，防止发生差错事故。

（四）抢救工作注意事项

1.严密观察病情变化，及时、准确实施抢救措施，详细做好抢救记录，抢救经过及各种用药要详细交班，注明抢救时间。抢救时要及时与患者家属沟通。

2.根据病情适当采取保护性约束措施，确保患者安全，预防和减少并发症发生。

3.抢救过程中未能及时记录的，护理人员应于抢救结束后6小时内完成记录。

4.危重患者原则上就地抢救，待病情稳定后方可移动。

五、修订依据

1.《中华人民共和国执业医师法》由中华人民共和国第九届全国人民代表大会常务委员会第三次会议于1998年6月26日修订通过，自1999年5月1日起施行。

2.《医疗机构管理条例》国务院令第149号，2016年2月6日国务院令第666号修改施行。

3.《护士条例》中华人民共和国国务院令第517号，2008年1月23日国务院第206次常务会议通过，自2008年5月12日起施行。

六、附件

无。

抢救车管理规程

类　别	医院制度—病房管理	文件名称	抢救车管理规程		
制定部门	护理部	文件编码	SDSZYY-HLB-047		
制定日期	2017-01-01	生效日期	2017-05-01		
修订日期	2020-05-01	修订次数	2	总页码	2
文件类型	☑修订 □制定	审批人		审批日期	

一、目的

规范抢救车管理，确保抢救车时刻处于完备状态，便于有效、快捷地进行危重患者的抢救。

二、范围

全体医护人员。

三、定义

抢救车：存储放置抢救药物以及相关设备的专用车辆，在医疗机构各个科室间必备的一类抢救设备。

四、内容

（一）抢救车内急救药品、物品、设备仅限抢救时使用，并做到"五定"（定数量、定点安置，定专人管理，定期消毒灭菌、定期检查维修）"三无"（无责任性损坏、无药品变质、无过期失效）"二及时"（及时检查维修、及时领取补充），有签名记录，账物相符，保证质量，能应急使用。

（二）抢救车内备有一定基数的抢救物品和药品，各科室可根据使用情况酌情添加备用及专科药品和物品，护理人员应熟知抢救药物的种类、单支剂量及注意事项。

（三）抢救车内药品、物品摆放合理，标签清晰，记录规范，保持清洁、整齐，制定抢救药品、物品一览卡（布局图）。

（四）抢救车内药品按批次使用，用后及时补充，无近效期(三个月内)药品。

（五）科室根据抢救车使用频率，可应用一次性锁扣或贴封条方式进行封存管理。抢救车未执行封条管理应班班交接，并有交接记录；执行封条管理的科室，每班交接封条完整性，并有交接记录。封条使用规范，粘贴严密，封条记录项目填写完整。

（六）抢救车的开启与封存

1.抢救车的开启条件仅限于抢救患者和每月（间隔时间≤30天）定期检查。

2.抢救车必须经清点、检查处于完好备用状态方可进行封存。封条上注明封存起止日期(年月日——年月日)、封存者姓名和检查者姓名。

3.每天由专人检查抢救车封存情况，一次性锁扣或封条处于完好状态，并记录签名。

4.抢救车封存周期不得超过1个月。每月必须由护士长和专管护士开封、清点、清洁，检查车内药品、物品数量、有效期及完好状态，然后再封存并记录。

5.抢救车一旦开启使用后，应由专人重新清点，补充急救药品、物品后再封存，保证抢救车内药品、物品数量准确、完好备用。

（七）抢救车内备有抢救临时记录本。抢救车在抢救使用后应及时清理、检查并登记，车内药品、物品2小时内补齐。

（八）护士长每月抽查，发现问题及时整改并记录。

（九）抢救车不得任意挪用、占用或外借。

五、修订依据

翟晓晴,潘奎静,王玮榛,等.药房参与急救车药品管理的实践[J].中华护理杂志,2014,49(3):379–380.

六、附件

无。

患者及家属健康教育规程

类　别	医院制度—病房管理	文件名称	患者及家属健康教育规程		
制定部门	护理部	文件编码	SDSZYY-HLB-048		
制定日期	2017-07-01	生效日期	2017-12		
修订日期	2020-05-01	修订次数	2	总页码	19
文件类型	☑修订 □制定	审批人		审批日期	

一、目的

规范健康教育流程、合理进行健康教育评估，确保患者及家属能够得到相应的健康知识，增强自我保健能力，积极参与医疗决策和过程，加强医护患之间的沟通，减少医护患矛盾。

二、范围

全体医护人员、患者及家属。

三、定义

健康教育是通过信息传播和行为干预，帮助个人和群体掌握卫生保健知识，树立健康观念，合理利用资源，采纳有利于健康行为和生活方式的教育活动与过程；健康教育是有计划、有组织、有评价的系统干预活动，它以传播健康信息为主要措施，以改善对象的健康相关行为为目标，从而达到预防疾病、促进健康，提高生活质量的最终目的。

四、权责

1. 全体医护人员严格执行患者及家属健康教育制度。

2. 各科室进行人员培训、考核、评价患者及家属健康教育的效果并整改及追踪。

3. 健康教育小组负责健康教育工作的领导及计划的制定。

五、内容

（一）组织管理

1.临床科室成立本科室的健康教育管理小组，由各科室主任/护士长担任本科室患者及家属健康教育工作的负责人，负责本专业范围内健康教育宣传材料的选择和确定，以及患者及家属健康教育的执行和效果评价，确保每一位患者得到有效的健康教育，评估、计划、措施、评价相结合，达到真正掌握的目的。

2.门、急诊成立相关健康教育管理小组，由门、急诊医生及护士负责本科室患者及家属健康教育工作，负责本专业范围内健康教育宣传材料的选择和确定，以及患者及家属健康教育的执行和效果评价，确保每一位患者得到有效的健康教育，评估、计划、措施、评价相结合，达到真正掌握的目的。

（二）宣教人员应具备的能力

健康教育者要具有足够的专业知识、沟通技能，应熟悉本科室相关健康教育内容，确保有足够的时间来提供健康教育。实施健康教育者密切沟通合作，保持教育的一致性及有效性。

（三）评估患者宣教需求

医护人员对患者及家属宗教信仰、文化程度、语言、阅读、视听方面的障碍、情感障碍及其他影响学习的心理障碍、对疾病的已有知识和现在的学习需求等内容进行评估并记录在《患者健康教育内容及督查单》内，在患者治疗的不同阶段再次评估患者健康教育需求，制定健康教育计划并实施，同时对健康教育的效果进行评价。

（四）健康教育形式

1.语言方法

1）采取口头交谈、健康咨询、专题讲座、医患（或群众）座谈等方法宣传中医药知识。使用通俗语言、形象化的比喻、配合案例、身体语言来进行。教育过程中尽量避免使用专业术语。存在语言障碍时要及时请翻译人员帮助。

2）针对各科疾病的治疗、预防常识及各患者特点进行个别指导。

2.书面教育

1）包括病种宣传手册、标语、宣传单、宣传画、医药报刊、墙报、专栏、健康教育处方、运动处方等。

2）书面教育材料要及时更新，避免内容老化陈腐、版面单调古板。

3.图片与实物

包括图片、照片、中药标本、模型、示范（八段锦、穴位按摩保健操、中医养生操、中医特色技术）等。这种形式以生动、形象、直观的特点会使受众收到良好的效果。

4.多媒体教育

利用广播、幻灯片、电视、电影等视听设备在候诊大厅及住院患者活动区域进行宣教，使视听教育内容形象生动。

5.网络教育

医院网站建立健康教育网页、各科室微信公众号或使用手机美篇功能制作健康教育资料，使患者及家属随时上网查阅预防保健疾病、康复等方面的知识。

6.趣味活动

如八段锦、穴位按摩保健操、中医养生操等表演、知识竞赛、有奖竞猜等，娱乐助教，趣味性强。

7.营造中医药文化环境

在社区卫生服务机构显著位置悬挂古代名中医人物画像，塑立中医人物塑像，张贴古代健康养生诗词，中医食疗挂图和牌匾等。

（五）健康教育内容

1.住院患者的健康教育

（1）入院及住院宣教

1）介绍医院规章制度：包括探视陪住制度、身份识别及腕带管理、垃圾分类收集管理。

2）介绍医院环境：作息时间、查房时间、探视时间、微波炉及开水炉的使用、卫生间使用、贵重物品的保管及安全注意事项、安全通道位置等。

3）病房宣教：禁止吸烟，使用抢救设备时禁止使用移动电话，禁止使用明火，禁止使用外接电源，禁止设备带充电及使用家用电器。住院期间患者不能擅自外出。

4）介绍病房配置物品的使用：呼叫器、床档、摇床把及床头灯的使用。

5）医护人员的介绍：科主任、护士长、主管医生、责任护士。

6）防止患者意外伤害及高危风险告知宣教：跌倒坠床、走失、烫伤、误吸窒息、压力性损伤、DVT高危。

7）患者权利与义务。

8）关于患者特定的疾病和健康状况依照《中医护理方案》进行健康教育。

9）药物的作用及不良反应。

10）中医特色技术及其中药服药指导、功能锻炼的宣教。

11）术前宣教：术前禁食、禁水的时间及其情志调摄等。

12）术后指导：术后生活起居、饮食调养、运动调养等。

13）疼痛管理。

14）降低医院感染风险的教育。

（2）出院患者健康指导

1）一般指导：休养的环境、适当锻炼、饮食调养、病情观察、健康保健知识、常规护理方法、中医养生知识、辅助器械使用的注意事项及其复诊随诊时间、出院带药等。

2）专科指导。

3）个人指导。

2.门、急诊患者的健康教育

（1）一般指导：医院环境、就诊流程、情志调摄、饮食调养、运动调养、伤口的观察、跌倒教育及其就诊、检查、中药煎服的注意事项及其复诊随诊时机。

（2）专科指导。

（3）个人指导。

3.延续服务

（1）专业指导：对出院患者进行家庭访视，指导正确治疗护理方法，对家庭环境和技术掌握情况评估，现场指导，确保患者正确、安全地延续家庭治疗。

（2）电话随访：根据病人特点，进行电话随访，了解患者出院后整体状况，指导正确的生活方式、家庭护理方法、康复功能锻炼方法，并解答患者提出的疑问并做好记录。

（3）预留床位服务：为改善患者住院难的问题，可进行电话预约，合理安排床位。

（六）健康教育要求

1.根据教育内容分散在各个不同的阶段，一次教育的内容不可过多，一般在就诊、入院、查房、知情同意时或在诊疗、操作、出院实施。

2.方法要恰当。评估其学习能力及兴趣，根据患者及其家属的价值观和文化背景、语言及个人爱好，采用能被患者和家属理解和接受的教育方式。

3.教育资料全院同质化管理，教育形式采取口头讲解、宣传手册、宣传单、图片与实物、多媒体、网络教育、趣味运动及中医药文化环境等形式进行。

4.健康教育的效果及时评价，鼓励患者及家属积极参与，必要时提供书面材料。

5.进行电话随访，评估患者及家属出院后的持续健康教育需求，并解答患者及家属提出的疑问并做好记录。

（七）健康教育培训

科室对所有医护人员每季度进行健康教育管理制度培训。

（八）健康教育监控措施

科室主任及护士长每月对中医健康教育管理制度落实情况进行监控，不定期进行抽查，发现落实不到位的及时纠正并反馈检查结果，持续改进患者健康教育质量。

六、参考文件

1.《中医护理方案》（修订版2017年8月）。

2.《三级综合医院评审标准（2018年版）》。

3.《关于进一步深化优质护理、改善护理服务的通知》（国卫办医发〔2015〕15号）。

七、附件

1.《住院患者健康教育督查单》

2.《患者健康教育内容及督查表》

3.《入院告知书》

4.《保护性约束知情同意书》

5.《预防跌倒坠床护理知情同意书》

6.《预防压疮风险知情同意书》

7.《导尿术知情同意书》

8.《静脉输液风险知情同意书》

9.《高危药品输注风险护理知情同意书》

10.《胃管置入术知情同意书》

11.《吸痰术知情同意书》

12.《吸氧风险知情同意书》

13.《灌肠风险知情同意书》

14.《中医特色技术治疗风险知情同意书》

_____科住院患者健康教育督查单

床号：_____ 姓名：_____ 性别：_____ 住院号：_____ 诊断：_____ 入院日期：_____

项目	时间	健康教育实施内容	护士签名	患者签名	效果评价
入院宣教		住院须知			
		入院介绍、环境介绍			
		入院评估、生活自理能力评估			
		高危因素评估			
		病区各种制度			
		床单元使用须知			
		标本留取告知			
		特殊检查指导			
住院宣教		饮食指导			
		休息活动卧位指导			
		特殊检查指导			
		静脉用药指导			
		微量泵输液泵指导			
		应用监护仪指导			
		雾化用药			
		穴位治疗			
		疾病知识及注意事项			
		安全教育、风险告知（防压疮防跌倒等）			
		口服用药指导			
出院指导		办理出院手续流程指导			
		出院后的注意事项			
		出院带药指导			
		复诊时间			

效果评价： 掌握 √ 部分掌握 0 未掌握

患者健康教育内容及督查单

日期	项目	签字	患者	检查
	一、入院宣教			
	1.病房环境及规章制度宣教，包括环境、物品摆放、陪住、探视、禁用电器、呼叫器使用、被服数量及床档、餐板的使用等。			
	2.术前检查及注意事项，包括饮食指导、戒烟、建议医师停用阿司匹林及活血化瘀类药物。			
	3.术前康复训练宣教，包括拐杖的使用、并发症预防、术后适用性锻炼（深呼吸、有效咳嗽、床上大小便、翻身）			
	4.危险因素的宣教。包括压疮、跌倒、烫伤、冻伤、坠床等。			
	5.伴随疾病的宣教：糖尿病需低糖、冠心病需低脂、高血压需低盐饮食和运动等。			
	二、术前1日的健康宣教			
	1.术前宣教：皮肤准备、皮试、备血、肠道准备、留置尿管、术晨注意事项，病人自备物品。			
	2.预防性应用抗生素，疗效及副作用健康指导。			
	3.对病人进行心理指导。			
	三、术后6小时内的健康宣教			
	1.对病人进行麻醉恢复中的注意事项宣教。			
	2.对病人进行术后体位摆放及预防压疮宣教。			
	3.各种管道管理的宣教：尿管、引流管、吸氧管、PN、输液管。			
	4.对病人进行早期功能锻炼宣教，如踝泵运动、肌肉等长运动。			
	四、术后6~12小时的健康教育			
	1.对病人进行麻醉恢复后的注意事项宣教。			
	2.术后早期功能锻炼指导。			
	3.患者自控式镇痛泵及止痛药物使用指导。			
	4.饮食及活动的健康教育。			

病区_____ **床号**____ **姓名**_____ **住院号**_____

日期	项目	签字	患者	检查
	5.抗凝药物用药指导：刷牙要轻柔，儿童软牙刷，避免皮肤磕碰，注意观察全身皮肤、粘膜的健康教育。			
	五、术后 12~48 小时的健康宣教			
	1.拔除引流后的宣教。			
	2.坐起、下床的宣教。			
	3.康复训练的宣教。			
	六、术后 1 周内健康教育			
	1.按康复计划进行功能锻指导，关节功能位的保持。			
	2.近期并发症预防的健康教育，如血栓形成、感染、神经与血管的损伤等。			
	七、术后 1 周后健康教育			
	1.按康复计划进行功能锻炼、禁忌活动动作宣教。			
	2.中晚期并发症预防健康教育。			
	八、出院前健康教育			
	1.出院宣教：正确的姿势和活动方法，注意日常生活安全。			
	2.预防感染健康教育，预防感冒，观察手术部位是否有红、肿、热、痛等现象，如果出现及时就医。			
	3.饮食指导，包括合理饮食，控制体重。			
	4.出院带药的提示及用药指导。			
	5.复查的宣教，预约电话号码。			
	6.复查的时间是：			

入院告知（病人版）

_____先生/女士

欢迎您入住我院东院区_____病区进行诊疗，现将本病区环境、安全、住院制度等情况向您介绍如下，请您予以配合和支持。

一、主管医护人员

1. 您的主管医生是_____、科主任是_____，一切治疗事项由他们负责。

2. 您的责任护士是_____、护士长是_____，一切护理需求由她们负责。

二、需要自备的生活用物

1. 生活用品：吸管（喝水用）、拖鞋、脸盆、毛巾、牙刷、牙缸、香皂、洗发水、梳子、无色唇*膏（预防口唇干燥）。

2. 特殊用品：一次性尿垫、小便器、大便盆、大浴巾等。

三、环境

1. 走廊东侧北面设有开水配餐间，24 小时供开水。

2. 走廊西侧北面设有公共卫生间，各房间另设卫浴设施，马桶右侧有一紧急按钮，如遇紧急情况可按下此钮。

3. 您住院期间每床单元所配置的物品有：床、床头柜、方凳、陪护椅、床垫、褥子、床单、被套、棉被（夏季无）、枕芯、枕套、病员服一套、床帷幔、呼叫器、储物柜、肛肠科配有坐浴架，标间内另配电视机、冰箱等。请您爱护使用并交床单元押金 100 元，恶意损坏者按有关规定赔偿。

四、饮食

1. 每日八点始配餐员到您床前预定次日饭菜，并送至床前。

2. 一日三餐开饭时间：早坂 7 点，午饭 11 点半，晚饭 17 点半.勿必在早 7 点半前结束早餐。

3. 开水间 24 小时供开水。

五、探视

1. 婴幼儿、老年人、危重患者、精神障碍者及生活不能自理者遵医嘱留陪护 1 人，并办理陪护证。

2. 每周一至周五上午 10 点半前是医护人员集中查房、治疗、换药、护理的时间，限制探视，关闭楼层。

3. 家属探视时不要坐在病人床上，衣物不要放在病人床上，以免从外面带来的尘土和细菌感染病人。

六、安全

1. 请您勿必着病员服，以便于医护人员识别，污染后随时更换。

2. 不经医护人员准许，不得擅自调换床位和房间，以免做错治疗，发生医疗差错事故。

3. 不得自行使用自备药，不得随意调节各种仪器设备的参数，如输液滴速、氧气流量等。

4. 小儿、老年人、行为不能自主、躁动不安的病人要使用床挡，请您不要随意自行放下，更不跨越或用力倚靠床挡，防止发生意外。

5. 走廊内安置了摄像头，24 小时不间断。但您还是要注意财产保管，拒绝陌生人入室。

6. 开水间、卫生间地面有时湿滑，均有较低的门槛，进入时注意抬脚，防止绊倒、滑倒或烫伤。

7. 病房内不得使用大功率电器，如电炉子、电饭煲、电磁炉、微波炉等。违者清除。

8. 遇到紧急情况，如火灾、听从指挥，不可乘坐电梯，就近向安全通道疏散。

七、制度

1. 冬天晚 21:30,夏天晚 22:00 熄灯休息，打开地灯，暗化走廊灯，关闭楼层大门。

2. 禁止将折叠床、躺椅、棉被等带入病房。

3. 病人及陪护不得乱串病房，以免引起交叉感染。

4. 请您不要随意进入医护办公室、治疗室、换药室等；不得随意翻阅病历。

5. 请在术前预交足够的住院押金，如费用低于 500 元会为您出具催款单，请及时续交押金。

6. 住院后不允许请假或随意离开病房，外出检查者请向医生和责任护士请假并取得帮助。

7. 病区内禁止吸烟、酗酒，不可高声喧哗，如听收音机请用耳机。

8. 严禁将报纸、卫生纸、卫生巾等易堵塞下水道之物倒入坐便器中；不要随地吐痰、乱扔垃圾。

八、物品摆放

1. 请将食物及日用品放入床头柜，衣物放入衣柜内。洗漱用品请放在卫生间。

2. 脸盆、大小便器一律放入卫生间。

3. 床头柜桌面最好只放一只水杯，这样便于患者取用水杯，以免物品多影响患者取水杯造成烫伤或洒落。

4. 病室窗台禁止摆放物品，以免影响开窗通风。

5. 请将轮椅或拐杖不使用时放置在卫生间。

保护性约束知情同意书

科室：_____ 床号：_____ 姓名：_____ 性别：_____ 年龄：_____ 住院号：_____

诊断：_____ 入院或转入日期：_____

病情介绍和治疗建议

　　医务人员已告知我因_____，需要进行保护性约束措施。

保护性约束目的

　　□防止患者自行拔出重要的管道_____

　　□限制不合作患者肢体或自身活动，防止冲动、毁物、伤人、自伤、自杀及外走等行为

　　□预防坠床

保护性约束部位

　　□约束背心　　□太空棉腕带左/右　　□太空棉踝带左/右　　□绒布手套左/右

　　□不分手指的绒布手套左/右　　□自由夹板左/右　　□四个床档　　□其它

可能出现的风险和并发症

　　我们理解在保护性约束期间，可能出现以下风险和并发症：

　　1.约束部位循环不良，皮肤损伤，如皮下出血（瘀斑）、局部皮肤红肿、张力性水泡、破溃、感染；

　　2.约束部位神经损伤；

　　3.使用全身约束时有可能影响呼吸，甚至窒息；

　　4.关节脱位、骨折；

　　5.心理反应：焦虑、恐惧；

　　6.其他难以预料的情况；

　　对于上述可能发生的风险和意外，医护人员会采取积极全面的预防措施；由于病情及个体差异的原因，可能还会出现上述所交待并发症以外的风险，一旦发生医护人员会采取积极的应对抢救措施。

患者或家属知情选择

　　医务人员已向我告知此项操作可能发生的并发症和风险，以及拒绝实施可能造成对治疗的影响，我并未得到操作百分之百成功的许诺。

　　患者同意签名_____　　不同意签名_____　　签名日期_____年____月____日

　　如果患者无法签署知情同意书，请其授权的亲属在此签名：

　　患者授权亲属同意签名_____不同意签名_____与患者关系_____日期____年___月___日

医务人员陈述：我将严格按照技术操作规范操作，以尽量降低风险。并已告知患者/家属此技术操作中可能发生的并发症和风险，并解答了患者/家属关于此项操作的相关问题。

　　执行人员签名_____　　　　　　　签名日期_____年____月____日

预防跌倒坠床护理知情同意书

姓名：		性别：	年龄：	科室床号：		住院号：
诊断：				入院或转入日期：		

跌倒坠床的危险因素评估：

□最近一年曾有不明原因跌倒经历（1分）　　　□意识障碍（1分）

□视力障碍（1分）　　　　　　　　　　　　　□活动障碍、肢体偏瘫（3分）

□年龄≥65岁　　　　　　　　　　　　　　　　□体能虚弱（3分）

□头晕、眩晕、体位性低血压（2分）　　　　　□住院中无家人或其他人陪伴（1分）

□服用影响意识或活动的药物（1分）：　□散瞳剂　　□镇静安眠剂　　□降压利尿剂
　　　　　　　　　　　　　　　　　　□镇痉抗癫剂　　□麻醉止痛剂

目前评估得分：_____分

备注：（1）病人入院或转入24小时内评估；　　　（2）病情改变（意识、肢体活动改变）由负责人员评估；
　　　（3）≥4分，为高危性伤害/跌倒。

　　我们对您（您的家人）的疾病程度、用药情况及身体状况等进行了综合评估显示，您（您的家人）属于跌倒/坠床高风险人群，特给予告知。

　　我们也将采取相关措施，并希望得到您的配合。让我们共同努力，尽量防止跌倒/坠床事件的发生。

高危跌倒、坠床的预防方法：

□呼请您将信号灯、眼镜、杂志等放在随手易取之处，学会床边呼叫器的使用。

□避免穿大小不合适的鞋（或拖鞋），应用合适的助行器等用物。

□湿性拖地后避免不必要的走动。

□睡觉时请将床栏拉起，离床活动时应有人陪护。

□如您头晕、或服用镇静安眠药物时，下床前先坐于床缘，再由照顾者扶下床。

□无论在卧床或下床活动时，应随时有陪伴人员在患者身旁。

□注意患者服药后情形，若感头晕、双眼发黑、下肢无力、步态不稳和不能移动时，立即原地坐（蹲）下或靠墙，呼叫他人帮助。

□若患者意识不清楚或乱动时，为维护患者安全，必要时需予以使用约束带

□到卫生间入厕时，陪伴切勿随意离开患者，近身保护患者。

□改变体位应遵守"三部曲"：即平躺30秒，坐起30秒，站立30秒，再行走。避免突然改变体位，尤其是在夜间。

□教导偏瘫患者应由健侧边的床缘上下床。

□配有高危跌倒病人的标识。

患者或家属知情选择

　　医务人员已向我们告知可能发生跌倒坠床的风险，以及拒绝实施相应措施可能造成对疾病的影响，我并未得到操作百分之百成功的许诺。我们同意对患者采取预防措施，一旦发生上述风险表示理解。

　　患者同意签名_____　　不同意签名_____　　签名日期_____年____月____日

　　如果患者无法签署知情同意书，请其授权的亲属在此签名：患者授权亲属同意签名_____不同意签名_____与患者关系_____日期_____年___月___日

医务人员陈述

　　我们将严格按照技术操作规范操作，以尽量降低风险。并已告知患者/家属尽管积极采取预防措施，但由于病情的不同，有可能发生跌倒坠床的风险，并解答了患者/家属关于此项风险的相关问题。

　　执行人员签名_____　　　　　　签名日期 _____年____月____日

压疮风险护理知情同意书

姓名：	性别：	年龄：	床号：	住院号：
诊断：			入院或转入时间：	

压疮风险程度：

　　医务人员已告知我们目前 braden 压疮风险评分（　　），属于：

　　□极高风险（9 分以下）；　　　□高风险（10~12 分）；　　　□中度风险（13~15 分）

目前存在的高危因素：

　　□病情危重　□昏迷　□活动严重受限　□被迫体位　□使用矫形器　□高位截瘫　□恶液质　□极度营养不良　□肿瘤晚期长期卧床　□高度水肿　□严重腹泻，大小便失禁　□其他

预防护理措施的目的

　　□防止皮肤破损

压疮好发部位：

　　□仰卧位:枕骨粗隆、肩胛部、肘、脊椎体隆突处、骶尾部、足跟

　　□侧卧位:耳部、肩峰、肘部、膝关节的内外侧、内外踝

　　□俯卧位:耳、颊部、肩部、女性乳房、男性生殖器、髂嵴、膝部、脚趾

　　□坐　位:坐骨结节

预防措施：

　　1.翻身:交替顺序为：右侧位 30.一左侧位 30.一平卧位；每 2 小时一次；

　　2.使用气垫床、翻身床；

　　3.保持床面平整，无渣屑，移动患者时严禁拖、拉、拽、推等动作；

　　4.保持皮肤清洁干燥；

　　5.使用压疮敷料贴；

　　6.改善全身营养状况；

　　7.床头抬高不大于 30 度角。

患者或家属知情选择：

　　医务人员已向我们告知本病人可能发生压疮的风险，以及拒绝实施相应措施可能造成对疾病的影响，我并未得到操作百分之百成功的许诺。我们同意对患者采取预防措施，一旦发生压疮表示理解。

　　患者同意签名_____　　不同意签名_____　　签名日期_____年____月____日

　　如果患者无法签署知情同意书，请其授权的亲属在此签名：

　　患者授权亲属同意签名_____　　不同意签名_____　　与患者关系_____　日期____年___月___日

医务人员陈述：

　　我将严格按照技术操作规范操作，以尽量降低风险。并已告知患者/家属尽管积极采取预防措施，但由于病情的不同，有可能发生压疮的风险，解答了患者/家属关于此项风险的相关问题。

　　执行人员签名_____　　　　　　签名日期 _____年____月____日

导 尿 术 知 情 同 意 书

姓名:	性别:	年龄:	床号:	住院号:	诊断:

病情介绍和治疗建议

医务人员已告知我因_____，需要进行尿管置入术。

尿管置入目的

☐解除尿潴留　　☐尿失禁患者保持会阴部干燥　☐泌尿系统疾病术后引流冲洗

☐局部用药　　　☐膀胱压力测定　　　　　　　☐留取尿标本做细菌培养

☐测定膀胱内残余尿量　☐危重病人观察尿量变化　☐探测尿道有无狭窄

☐了解少尿或无尿原因　☐行膀胱注水试验，鉴别膀胱破裂　　☐其他

尿管置入可能出现的风险和并发症

我理解在插尿管过程中和留置期间，可能出现以下风险和并发症：

1. 泌尿系统感染；

2. 尿道粘膜损伤；

3. 尿管引流不畅；

4. 拔管困难；

5. 拔管后尿潴留；

6. 个体差异情况出现尿道狭窄；

7. 误入阴道；

8. 其他意外情况；

对于上述可能发生的风险和意外，医护人员会采取积极全面的预防措施；我理解根据我个人的病情，我可能会出现上述所交待并发症以外的风险，一旦发生医护人员会采取积极的应对抢救措施。

患者或家属知情选择

医务人员已向我告知此项操作可能发生的并发症和风险，以及拒绝实施可能造成对治疗的影响，我并未得到操作百分之百成功的许诺。

患者同意签名_____　不同意签名_____　签名日期_____年____月____日

如果患者无法签署知情同意书，请其授权的亲属在此签名：

患者授权亲属同意签名_____不同意签名_____与患者关系_____日期____年___月___日

医务人员陈述

我将严格按照技术操作规范操作，以尽量降低风险。并已告知患者/家属此技术操作中可能发生的并发症和风险，并解答了患者/家属关于此项操作的相关问题。

执行人员签名_____　　　　　　签名日期 _____年____月____日

静脉输液治疗风险知情同意书

科室：_____ 床号：____ 姓名：_____ 性别：____ 年龄：____ 住院号：_____

诊断：_____ 入院或转入日期：_____

尊敬的患者/家属：

为了患者的疾病得到更好的医治，我们为您进行深静脉血栓（VTE）健康宣教；为了患者的安全得到更好的保障，特此郑重向患者/家属告知：

一、健康宣教目的：
□ 利用各种措施共同预防深静脉血栓的形成。

二、深静脉血栓具有大的危险性
VTE 是继缺血性心脏病和卒中之后位列第三的最常见的心血管疾病，是超过 10%住院患者的直接死亡原因。

二、VTE 预防措施：
1. 术前:宣教改善生活方式,戒烟戒酒;控制血糖血脂,避免容量丢失;加强术前功能锻炼(股四头肌和臀中肌收缩练习,膝关节伸缩练习及下肢直腿抬高练习)
2. 物理预防措施:
□间断充气压力装置(IPCD) □ 梯度压力袜
□术后抬高患肢促进静脉回流
□术后功能锻炼(股四头肌,臀中肌收缩练习,膝关节伸屈锻炼及直腿抬高锻炼)无出血风险建议与药物联合应用(对于存在充血性心衰、肺水肿或下肢严重水肿、下肢存在缺血性疾病及既往发生深静脉血栓(DVT)病史或肺栓塞等,禁用物理预防措施
3. 药物预防措施:
药物类别:□普通肝素□低分子肝素□Xa因子抑制剂利伐沙班□维生素K拮抗剂(使用药物预防需注意药物应用的禁忌及药物的相互作用,有出血倾向的患者禁用药物预防),因为各种难以预测的因素,药物抗凝预防可能会导致出血危险)
预防性治疗后果:
疗效:①疗效可因人而异;②仍旧无法避免发生深静脉血栓(DVT)危险可能风险:
1)出血:牙龈、鼻子出血;伤口渗血、血肿;泌尿道、消化道出血;脑出血致瘫痪;大出血死亡等。
2)肺动脉栓塞:轻者可引起呼吸困难、胸闷胸痛等,重者可导致死亡。
3)发热:甚至寒战、高热。
4)血小板减少等。
5)过敏、皮疹等。

患者或家属知情选择

经过医生或护士的详细告知，我已充分了解患者输液治疗方法的风险，并理解相关并发症，经慎重考虑，愿意承担由此而引起的医疗意外及并发症。同意并授权山东中医药大学附属医院为我（患者）进行输液治疗。

患者同意签名_____ 签名日期_____年____月____日；如果患者无法签署知情同意书，请其授权的亲属在此签名：患者授权亲属同意签名_____

经过护士的详细告知，我已充分了解患者进行输液治疗的风险。经慎重考虑，我（患者/家属）**自主决定拒绝**实施提供的方案，并愿意承担由此引起的一切后果。

不同意签名_____ 签名日期_____年____月____日；如果患者无法签署知情同意书，请其授权的亲属在此签名：不同意签名_____ 与患者关系_____ 日期____年___月___日

医务人员陈述

我们将严格按照技术操作规范操作，以尽量降低风险。并已告知患者/家属尽管积极采取预防措施，但由于病情的不同，有可能发生上述的风险，并解答了患者/家属关于此项风险的相关问题。

执行人员签名_____ 签名日期_____年____月____日

高危药品输注风险知情同意书

科室：_____ 床号：_____ 姓名：_____ 性别：_____ 年龄：____ 住院号：_____

诊断：_____ 入院或转入日期：_____

尊敬的患者/家属：

　　为了患者的疾病得到更好的医治，我们使用的药物具有高渗性/高危性；为了患者的输液安全得到更好的保障，特此郑重向患者/家属告知：

　　一、高危药物名称：_____，属于：

　　□ 刺激性药物，如化疗药、TPN、前列地尔、氨基酸、脂肪乳、胺碘酮等。

　　□ 高渗性药物（渗透压＞600mosm/L；PH＞9），如10%氯化钠、10%氯化钾、20%甘露醇、50%葡萄糖、10%葡萄糖酸钙、25%硫酸镁、5-FU 等。

　　□ 低渗性药物（PH＜4.1），如万古霉素、多巴胺、碘海醇等。

　　□ 阳离子，如10%葡萄糖酸钙。

　　□ 血管活性药，如多巴胺、肾上腺素、去甲肾上腺素、垂体后叶素。

　　□ 细胞毒性药物（包括抗肿瘤药等其他），如艾达生、表阿霉素、多巴胺、硝普钠、氯化钙、脂肪乳、巴仁、垂体后叶素等。

　　□ 造影剂，泛影葡胺、异泛影葡胺、优维先、碘普鲁胺、欧乃派克等。

　　二、静脉使用上述药物存在一定的输液风险。 在静脉输液过程中可能发生的意外和并发症，包括（但不限于）：

　　1．穿刺部位硬结、红肿、疼痛、灼热感、水泡、溃疡、坏死。

　　2．局部并发症包括静脉炎、渗漏（包括渗出和外渗）、溃疡、坏死、血肿、胶带过敏、血栓栓塞、血栓性静脉炎、注射部位感染、蜂窝织炎、神经损伤等。

　　3．由于药物的腐蚀作用发生皮肤黏膜受损或其他输液并发症，导致原有病情加重。

　　4．全身性并发症包括：发热反应、急性肺水肿、败血症、空气栓塞、晕厥、过敏性休克等。

　　三、高危药物输注通道选择

　　细胞毒性药物必须选择中心静脉导管输注，刺激性、高（低）渗性、阳离子和血管活性药物尽量选择中心静脉导管输注。如果选择其它给药途径，患者可能面临的风险是：

　　□出现严重并发症/后遗症　　　□原有病情加重　　　□影响治疗　　　□影响抢救

患者或家属知情选择

　　经过医生或护士的详细告知，我已充分了解患者使用高危药物的风险，并理解相关并发症，经慎重考虑，愿意承担由此而引起的医疗意外及并发症。同意并授权山东中医药大学附属医院为我（患者）使用高危药物。

　　患者同意签名_____ 签名日期_____年_____月_____日；如果患者无法签署知情同意书，请其授权的亲属在此签名：患者授权亲属同意签名_____

　　经过护士的详细告知，我已充分了解患者使用高危药物的风险。经慎重考虑，我（患者/家属）**自主决定拒绝**实施提供的方案，并愿意承担由此引起的一切后果。

　　不同意签名_____ 签名日期_____年_____月_____日；如果患者无法签署知情同意书，请其授权的亲属在此签名：不同意签名_____ 与患者关系_____ 日期____年___月___日

医务人员陈述

　　我们将严格按照技术操作规范操作，以尽量降低风险。并已告知患者/家属尽管积极采取预防措施，但由于病情的不同，有可能发生上述的风险，并解答了患者/家属关于此项风险的相关问题。

　　执行人员签名_____ 签名日期 _____年_____月_____日

胃管置入及留置知情同意书

姓名：		性别：	年龄：		床号：	住院号：	
诊断：				入院或转入日期：			

尊敬的患者/家属：

　　为了患者的疾病得到更好的医治，我们遵医嘱为您进行胃管置入术；为了患者的治疗安全得到更好的保障，特此郑重向患者/家属告知：

一、胃管置入目的

□洗胃：以清除胃内毒物，减少毒物吸收。

□鼻饲：患者不能由口进食物、水和药物，为保证患者能摄入足够的蛋白质与热量及治疗中所需服用的药物。

□胃肠减压：利用吸引的原理，帮助患者将积聚于胃肠道内的气体和液体排出，从而降低胃肠道内的压力及张力。

二、胃管置入可能出现的风险和并发症

我理解在插胃管过程中和留置期间，可能出现以下风险和并发症：

1. 误入气管、呼吸道感染；

2. .胃食管反流、误吸、窒息、吸入性肺炎；

3. 刺激迷走神经引起心率失常甚至呼吸心跳骤停；

4. 消化道出血、胃穿孔；

5. 口腔黏膜、鼻粘膜出血；

6. 鼻咽部异物感；

7. 胃潴留、恶心、呕吐；

8. 各种原因导致的插管失败；

9. 其他难以预料的情况，如非计划性拔管，胃管堵塞、腹泻等。

　　对于上述可能发生的风险和意外，医护人员会采取积极全面的预防措施；由于病情及个体差异的原因，可能还会出现上述所交待并发症以外的风险，一旦发生医护人员会采取积极的应对抢救措施。

患者或家属知情选择

　　医务人员已向我告知此项操作可能发生的并发症和风险，以及拒绝实施可能造成对治疗的影响，我并未得到操作百分之百成功的许诺。

　　患者同意签名_____　不同意签名_____　签名日期_____年_____月_____日

　　如果患者无法签署知情同意书，请其授权的亲属在此签名：

　　患者授权亲属同意签名_____不同意签名_____与患者关系_____日期____年___月___日

医务人员陈述

　　我们将严格按照技术操作规范操作，以尽量降低风险。并已告知患者/家属尽管积极采取预防措施，但由于病情的不同，有可能发生上述的风险，并解答了患者/家属关于此项风险的相关问题。

　　执行人员签名_____　　　签名日期_____年_____月_____日

吸 痰 术 知 情 同 意 书

姓名:	性别:	年龄:	科室床号:	住院号:
诊断:			入院或转入日期:	

尊敬的患者/家属:

　　为了患者的疾病得到更好的医治,我们遵医嘱为您进行吸痰术;为了患者的治疗安全得到更好的保障,特此郑重向患者/家属告知:

一、吸痰的目的

□清除患者呼吸道分泌物,保持呼吸道通畅。

二、吸痰可能出现的风险和并发症

我理解在吸痰期间,可能出现以下风险和并发症:

1.口、鼻或气道粘膜损伤致出血;

2.感染;

3.喉头痉挛出现呛咳;

4.诱发支气管哮喘;

5.心律失常;

6.其他;

对于上述可能发生的风险和意外,医护人员会采取积极全面的预防措施;由于病情及个体差异的原因,可能还会出现上述所交待并发症以外的风险,一旦发生医护人员会采取积极的应对抢救措施。

患者或家属知情选择

　　医务人员已向我告知此项操作可能发生的并发症和风险,以及拒绝实施可能造成对治疗的影响,我并未得到操作百分之百成功的许诺。

　　患者同意签名_____　不同意签名_____　　签名日期_____年____月____日

　　如果患者无法签署知情同意书,请其授权的亲属在此签名:患者授权亲属同意签名_____不同意签名_____与患者关系_____日期____年___月___日

医务人员陈述

　　我将严格按照技术操作规范操作,以尽量降低风险。并已告知患者/家属此技术操作中可能发生的并发症和风险,解答了患者/家属关于此项操作的相关问题。

　　执行人员签名_____　　　　　　　　签名日期_____年____月____日

吸氧治疗风险知情同意书

姓名：	性别：	年龄：	科室床号：	住院号：
诊断：			入院或转入日期：	

尊敬的患者/家属：

　　为了患者的疾病得到更好的医治，我们遵医嘱为您进行氧气吸入治疗；为了患者的安全治疗得到更好的保障，特此郑重向患者/家属告知：

一、吸氧目的：

□提供足够浓度的氧，提高患者血氧含量及动脉血氧饱和度，纠正或减少缺氧对机体的不利影响

二、吸氧流量：

□高流量；　□持续低流量　□其他

三、吸氧方法：

□鼻导管法　□鼻塞法　□面罩法　□氧气头罩　□氧气枕法　□气管套管内吸氧

四、吸氧风险：

1、新生儿视网模病变；

2、新生儿慢性肺损伤；

3、机体抵抗力下降；

4、呼吸道分泌物干燥；

5、呼吸抑制；

6、吸收性肺不张；

7、晶状体后纤维组织增生；

8、氧中毒，分为肺型氧中毒、脑型氧中毒；

9、其他难以预料的意外情况，如过敏等。

患者或家属知情选择：

　　经过医生或护士的详细告知，我已充分了解患者吸氧治疗方法的风险，并理解相关并发症，经慎重考虑，愿意承担由此而引起的医疗意外及并发症。由此带来的实际费用较预计费用明显增加，医保病人可能使用非医保类药物和材料，需要病人自付。同意并授权山东中医药大学附属医院为我（患者）进行吸氧治疗。

　　患者同意签名_____　签名日期_____年_____月_____日；如果患者无法签署知情同意书，请其授权的亲属在此签名：患者授权亲属同意签名_____

　　经过护士的详细告知，我已充分了解患者进行输液治疗的风险。经慎重考虑，我（患者/家属）**自主决定拒绝**实施提供的方案，并愿意承担由此引起的一切后果。

　　不同意签名_____　签名日期_____年_____月_____日；如果患者无法签署知情同意书，请其授权的亲属在此签名：不同意签名_____与患者关系_____日期____年___月___日

医务人员陈述

　　我将严格按照技术操作规范操作，以尽量降低风险。并已告知患者/家属此技术操作中可能发生的并发症和风险，解答了患者/家属关于此项操作的相关问题。

　　执行人员签名_____　　　　签名日期 _____年_____月_____日

灌肠风险知情同意书

科室: ＿＿＿＿＿＿＿＿＿＿ 床号: ＿＿＿＿ 姓名: ＿＿＿＿＿＿ 性别: ＿＿＿ 年龄: ＿＿＿ 住院号: ＿＿＿＿

诊断: ＿＿＿＿＿＿＿＿＿＿＿＿＿＿＿＿＿＿＿＿＿＿＿＿＿＿＿ 入院或转入日期: ＿＿＿＿＿＿＿＿＿＿＿

尊敬的患者/家属:

为了患者的疾病得到更好的医治,遵照医嘱需行灌肠治疗术;为了患者的治疗安全得到更好的保障,特此郑重向患者/家属告知:

一、灌肠的目的

□软化和清除粪便、解除肠胀气   □清洁肠道,为肠道手术、检查或分娩作准备

□稀释并清除肠道内的有害物质,减轻中毒   □为高热病人降温

□镇静、催眠及治疗肠道疾患

二、灌肠的基本过程及可能出现的异常情况

灌肠是将一定量的液体由肛门经直肠灌入结肠,以帮助病人清洁肠道、排便、排气或由肠道供给药物,达到缓解症状、协助和治疗疾病为目的的方法,置管过程中可有轻微的疼痛及异物置入感。本项操作经多年的临床实践及广泛应用证实有很高的安全性,只要您能和我们积极配合,一般均能够顺利完成,但因病人健康状况、个体差异及某些不可预测的因素,在接受治疗时可能出现下列情况:

□肠道损伤/穿孔出血。

□心脏疾患者诱发严重的心率失常。

□灌肠不成功,可能会阻塞,必要时重新置管。

□邻近器官组织损伤。

□其他一些不可预知的情况。

三、灌肠过程中的配合要点

□灌肠过程中如有腹胀或便意时作深呼吸,以减轻不适。

□灌肠过程中如感觉剧烈腹痛、心慌气急、出冷汗等不适症状时要及时告知医务人员。

□保留灌肠的患者应按医务人员的指导保留灌入的药液,此有利于肠粘膜的吸收,达到理想的治疗效果。

□灌肠后排便时要注意大便的色质量,如出现血便、腹痛等异常情况要及时的告知医务人员。

患者或家属知情选择:

经过医生或护士的详细告知,我已充分了解患者行灌肠治疗的风险,并理解相关并发症,经慎重考虑,愿意承担由此而引起的意外及并发症。<u>同意接受此项治疗措施</u>。

患者同意签名＿＿＿＿＿＿ 签名日期＿＿＿＿年＿＿＿月＿＿＿日;如果患者无法签署知情同意书,请其授权的亲属在此签名: 患者授权亲属同意签名＿＿＿＿＿＿

经过护士的详细告知,我已充分了解患者接受此项治疗护理的风险。经慎重考虑,我(患者/家属)**自主决定拒绝**实施此项治疗,并愿意承担由此引起的一切后果。

不同意签名＿＿＿＿＿＿ 签名日期＿＿＿＿年＿＿＿月＿＿＿日;

如果患者无法签署知情同意书,请其授权的亲属在此签名:

不同意签名＿＿＿＿＿＿ 与患者关系＿＿＿＿＿ 日期＿＿＿年＿＿月＿＿日

医务人员陈述:

我们将严格按照技术操作规范操作,以尽量降低风险。并已告知患者/家属尽管积极采取预防措施,但由于病情的不同,有可能发生上述的风险,并解答了患者/家属关于此项风险的相关问题。

执行人员签名＿＿＿＿＿＿＿＿ 签名日期 ＿＿＿＿年＿＿＿月＿＿＿日

中医护理技术治疗风险知情同意书

科室：_____ 床号：_____ 姓名：_____ 性别：_____ 年龄：____ 住院号：_____

诊断：_____ 入院或转入日期：_____

尊敬的患者/家属：

为了患者的疾病得到更好的医治，遵照医嘱需行_____中医技术治疗，为了患者的治疗安全得到更好的保障，特此郑重向患者/家属告知：

虽然上述治疗技术历史悠久，但有的仍然属于有创治疗。同时疾病本身的转归及预后、病人体质的特殊性等原因，均使患者在治疗或住院期间可能发生以下的并发症或意外情况，虽然发生率很低，但是不能完全避免。为切实保证治疗的顺利进行，特向患者及家属说明，在治疗过程中有可能出现的治疗潜在风险和对策。

治疗潜在风险和对策：

1. 我理解治疗效果直接受多种因素（包括疾病性质、病程、个人体质差异、合并症、治疗周期、配合程度、休养等情况）的影响，可能导致疗效达不到患者及家属的期望值，甚至无明显效果；

2. 我理解治疗过程中，由于疾病的自然进展出现病情和症状的复发、加重及在治疗过程中出现其他新的疾病属正常现象，非治疗造成；

3. 我理解电针灸治疗过程中，个别患者有可能出现偶发晕针（针刺过程中病人突然发生头晕、目眩、心慌、恶心，甚至晕厥）滞针、断针的情况；若因患者随意更改体位而造成的，后果由患者及家属承担；

4. 我理解治疗过程（前、中、后），若出现局部及沿经络、神经传导的肌肉等软组织酸、麻、胀、肿、痛及偶发刺痛属正常现象；

5. 我理解电疗及拔罐、刮痧、中药外用、各种艾灸后，有可能会出现皮肤瘙痒、表皮脱落，并且有潮红、紫红、紫黑、暗红等色印、色素沉着，甚至出现水泡、血泡等，均属正常情况；

6. 我理解针灸、火罐、刮痧、推拿按摩均会使皮肤表面产生疼痛，属正常现象；

7. 我理解治疗过程中，若患者不配合治疗或发现患者病情不适合行康复理疗，则随时中止治疗；

8. 我理解行动不便及神智欠佳的患者在治疗期间必须有家属陪同；

9. 我理解治疗期间患者及家属不得在无医师允许、指导下擅自调试、使用任何理疗仪器及康复设备；

10. 我理解患者空腹、饮酒、过饱、血压异常、体质虚弱等情况下医师将不予治疗。

11. 我理解如果我患有高血压、心脏病、糖尿病、肝肾功能不全、静脉血栓等疾病，以上这些风险可能会加大，或者在治疗或治疗后出现相关的病情加重或心脑血管意外，甚至死亡。

12. 我理解有可能发生其他不可预见的意外情况。

患者或家属知情选择：

经过医生或护士的详细告知，我已充分了解行_____治疗的风险，并理解相关并发症，经慎重考虑，愿意承担由此而引起的意外及并发症。我并未得到治疗百分之百有效的许诺。<u>同意接受此项治疗措施。</u>

患者同意签名_____ 签名日期_____年_____月____日；

如果患者无法签署知情同意书，请其授权的亲属在此签名：患者授权亲属同意签名_____。

经过护士的详细告知，我已充分了解患者接受此项治疗护理的风险。经慎重考虑，我（患者/家属）**自主决定拒绝**实施此项治疗，并愿意承担由此引起的一切后果。

不同意签名_____ 签名日期_____年____月____日；

如果患者无法签署知情同意书，请其授权的亲属在此签名：

不同意签名_____ 与患者关系_____ 日期____年___月___日。

医务人员陈述

我们将严格按照技术操作规范操作，以尽量降低风险。并已告知患者/家属尽管积极采取预防措施，但由于病情的不同，有可能发生上述的风险，并解答了患者/家属关于此项风险的相关问题。

执行人员签名_____ 签名日期_____年____月____日

中医健康教育管理规程

类　别	医院制度-健康教育	文件名称	中医健康教育管理规程		
制定部门	护理部	文件编码	SDSZYY-HLB-049		
制定日期	2012-01	生效日期	2017-05-01		
修订日期	2020-05	修订次数	3	总页码	2
文件类型	☑修订 □制定	审批人		审批日期	

一、目的

　　规范健康教育流程、合理进行健康教育评估，使患者及家属能够得到相应的健康知识，增强自我保健能力，加强护患之间的沟通，减少护患矛盾。

二、范围

　　全院护理人员、患者及家属。

三、定义

　　中医健康教育是治未病的基础，通过饮食调理、情志调摄、四时节气调养等多方面来维系人体的阴阳平衡，调养体质，提高机体内在的防病、抗病能力，以达到"正气存内，邪不可干"的疾病预防目的和维护"虚邪贼风，避之有时，精神内守，病从安来"的健康状态。

四、内容

　　（一）护理人员在提供诊疗服务时，应提供适宜的健康宣教服务，在健康教育中突出中医特色。

　　（二）护理人员在疾病的预防保健上，具有非常重要的作用，健康教育者要具有足够的专业知识、沟通技能，应熟悉本专科相关健康教育内容，确保有足够的时间来提供健康教育。

　　（三）护理人员对门诊及住院患者，均应根据病情和心理状况进行健康教育。

　　（四）护理人员可以利用门诊候诊时间和病区工休会根据患者需要通过口头讲解或配合视频、幻灯、模型等方式进行教育，也可制定健康教育宣传栏或宣传册向患者及家属讲解一般卫生常识、急救常识；常见病、多发病、季节性传染病的预防及中医保健知识。

　　（五）住院患者健康教育的内容和形式

　　1.住院患者健康教育的内容

　　（1）入院及住院宣教

　　1）介绍医院规章制度：包括探视陪住制度、身份识别及腕带管理、垃圾分类收集管理。

　　2）介绍医院环境：作息时间、查房时间、探视时间、微波炉及开水炉的使用、卫生间使用、贵重物品的保管及安全注意事项、安全通道位置等。

　　3)病房宣教：禁止吸烟，使用抢救设备时禁止使用移动电话，禁止使用明火，禁止使用外接电源，禁止设备带充电及使用家用电器。住院期间患者不能擅自外出。

4）介绍病房配置物品的使用：呼叫器、床档、摇床把及床头灯的使用。

5）医护人员的介绍：科主任、护士长、主管医生、责任护士。

6）防止患者意外伤害及高危风险告知宣教：跌倒坠床、走失、烫伤、误吸窒息、压力性损伤、DVT高危。

7）关于患者特定的疾病和健康状况、药物的作用及不良反应、中医特色技术及其中药服药指导、功能锻炼的宣教。

8）术前宣教：术前禁食、禁水的时间及其情志调摄等。

9）术后指导：术后生活起居、饮食调养、运动调养等。

（2）出院患者健康指导

1）一般指导：休养的环境、适当锻炼、饮食调养、病情观察、健康保健知识、常规护理方法、中医养生知识、辅助器械使用的注意事项及其复诊随诊时间、出院带药等。

2）专科指导。

3）个人指导。

2.门急诊患者的宣教

1）一般指导：医院环境、情志调摄、饮食调养、运动调养、伤口的观察及其就诊、检查、中药煎服的注意事项及其复诊随诊的时间。

2）专科指导。

3）个人指导。

3.健康教育形式

（1）语言方法：采取口头交谈、健康咨询、专题讲座、医患（或群众）座谈等方法宣传中医药保健知识。

（2）文字方法：包括标语、宣传单、宣传画、宣传册、医药报刊、墙报、专栏、健康教育处方、运动处方等。

（3）图片与实物：包括图片、照片、中药标本、模型、示范等。这种形式以生动、形象、直观的特点会使受众收到良好的效果。

（4）多媒体方法：其中包括广播、幻灯片、互联网、电视、电影等音像手段。发挥视听并用的优势提高健康教育效果。

（5）趣味活动：如健身表演、知识竞赛、有奖竞猜等。属娱乐助教，趣味性强，但实施有相对难度。

（6）营造中医药文化环境：在社区卫生服务机构显著位置悬挂古代名中医人物画像，塑立中医人物塑像，张贴古代健康养生诗词，中医食疗挂图和牌匾等。

五、修订依据

无。

六、附件

无。

患者留置管路安全管理规程

类　别	医院制度—病房管理	文件名称	患者留置管路安全管理规程		
制定部门	护理部	文件编码	SDSZYY-HLB-050		
制定日期	2012-01	生效日期	2012-05		
修订日期	2020-05-01	修订次数	3	总页码	
文件类型	☑修订 □制定	审批人		审批日期	

一、目的

为减少护理过程中的不安全因素，主动采取安全的护理方式，以保障病人的安全。

二、范围

临床医生、护理人员。

三、定义

非计划性拔管(Unplanned Extubation，UEX)又称意外拔管(Accidental Extubation，AE)，指任何意外发生的或被患者有意造成的拔管。其实质是指非医护人员计划范畴内的拔管，通常包含以下情况：未经医护人员同意患者自行拔除的导管；各种原因导致的非计划性拔管；因导管质量问题及导管堵塞等情况需要提前的拔管。

四、内容

（一）导管按风险程度分类

依据拔管对患者病情或预后影响程度可将导管分为高危导管、中危导管和低危导管。

1.高危导管

非计划性拔管发生后导致生命危险或病情加重的导管，如：（口/鼻）气管插管、气管切开套管、T管、脑室外引流管、胸腔引流管、动脉留置针、吻合口以下的胃管（食道、胃、胰十二指肠切除术后）、鼻胆管、胰管、腰大池引流管、透析管、漂浮导管、心包引流管、鼻肠管、前列腺及尿道术后的导尿管。

2.中危导管

三腔二囊管、各类造瘘管、腹腔引流管、深静脉置管、PICC。

3.低危导管

非计划性拔管发生后不会导致生命危险或对病情影响不大的导管，如：导尿管、普通氧气管、普通胃管、外周静脉导管。

(二)导管评估、记录要求

1.评估

（1）评估内容：留置时间、部位、深度、固定、是否通畅、局部情况、护理措施（包括宣教）等。

（2）评估时间

1）高危导管——至少每4小时评估一次，有情况随时评估。

2）中危导管——至少每班评估一次，有情况随时评估。

3）低危导管——至少每天评估一次，有情况随时评估。

（3）评估原则：医务人员应当本着预防为主的原则，认真评估患者是否存在管路滑脱危险因素。

（4）评估对象：新入、转入的留置管道的患者，住院期间留置管道的患者。

2.记录。评估内容应及时记录于护理记录单上，发生导管滑脱、拔除，必须及时记录

3.上报要求。高危、中危导管发生滑脱者，24小时内上报护理部。

（三）非计划性拔管的预防

1.管道固定

各种导管均应妥善固定，连接处连接紧密，选择合适的导管固定材料。

（1）固定原则：原则为固定有效，保证引流通畅；导管固定用敷料具有皮肤友好性、无浸渍、低敏、低残胶、高通透性；避免导致器械相关性压疮；操作便利；患者舒适。

（2）固定材料更换原则：当固定材料出现污染、潮湿、黏性下降、卷边甚至脱落等不能有效固定管道时，应及时更换。

2.管道标识

标识放置及填写：患者置管后，应在第一时间由责任护士选择正确的管道标识贴，并在标识贴上填写管道名称、日期，常规贴于距离各管道末端5～10厘米处，如标识出现污染或破损，应及时更换。

3.健康教育

（1）告知患者及家属留置导管的目的和重要性，保护导管、防止意外脱出的方法及注意事项，达到患者及家属知晓相关内容并配合。

（2）对意识不清、躁动并存在脱管风险的患者，必要时给予有效约束。

4.避免过度牵拉

护理人员为患者翻身、移动时，做好导管的保护，

（四）非计划性拔管的处理

1.应急预案

护士要熟练掌握非计划性拔管的紧急处理预案，发生患者非计划性拔管时，要本着"患者安全第一"的原则，根据不同导管迅速采取相应的应急措施，最大限度地避免或减轻对患者的损害。

2.上报

（1）及时如实汇报医生，协助医生采取进一步的处理。

（2）非计划性拔管应按"护理不良事件报告流程"上报。

1）高危、中危导管滑脱者，24小时内书面上报护理部。

2）当事人要立即向护士长汇报，并将发生经过、患者状况及后果及时上报护理部；按规定填写患者管路登记表，24～48小时内报护理部。护士长要组织科室工作人员认真讨

论，提高认识，不断改进工作。

3）发生管路滑脱的单位或个人，有意隐瞒不报，一经发现，严肃处理。

3.做好患者及家属的心理护理。

五、修订依据

1. 2019年5月31中国医院协会发布的中国医院协会《患者安全目标》（2019版）。

2. 2018年5月17至19日，由国家卫生健康委员会、国家市场监督管理总局指导，中国医院协会发布的《医疗安全不良事件管理标准》。

六、附件

无。

安全给药管理规程

类　别	医院制度—病房管理	文件名称	安全给药管理规程		
制定部门	护理部	文件编码	SDSZYY-HLB-051		
制定日期	2012-10-01	生效日期	2012-10-01		
修订日期	2020-05-20	修订次数	3	总页码	2
文件类型	☑修订 □制定	审批人		审批日期	

一、目的

规范临床护理人员给药管理，保障给药安全。

二、范围

全体护理人员。

三、定义

无。

四、内容

1.医院要通过电子信息建立由医师、药师、护士共同构建的安全给药系统，经过资格认定及相关培训的护理人员方可执行给药医嘱。

2.护士应了解患者病情及治疗目的，严格根据医嘱给药，不得擅自更改。对有疑问的医嘱，了解清楚后方可给药，避免盲目执行。

3.护士给药前要询问患者有无药物过敏史（需要时作过敏试验），并向患者解释以取得合作。严格执行"三查九对"制度，准确掌握床号、姓名、性别、药名、剂量、浓度、有效期、用法和时间，必要时患者或家属参与确认。

4.护士应掌握药物的剂量、用法、作用、不良反应和配伍禁忌，正确使用各类药物。合理掌握给药时间、方法，药物要现配现用，避免久置引起药物污染或药效降低。严格执行无菌操作、消毒隔离和一次性物品使用，确保给药过程安全。

5.护士发口服药要发药到手，看患者服药到口。对外出未返回病房或外出检查者床头柜不留置药品。

6.用药后观察药效及不良反应，如有过敏、中毒等反应，立即停用，报告医生。填写药物不良反应报告单，必要时做好抢救准备，配合医院相关部门做好封存、检验等工作。

7.向患者及家属说明药物使用时间、剂量、滴速及安全用药的相关知识，做好宣教和观察。如发现给药错误，应及时报告、处理，积极采取补救措施，向患者做好解释工作，并填写不良事件登记本。

8.做好交接班工作，交班护士应向接班护士交清病房内重点患者特殊用药情况，以利于接班护士继续执行用药后观察。

9.治疗后所用的各种物品进行初步清理后，按照医疗垃圾进行分类处理。

10.凡住院患者治疗需要的药品均由药剂科供应，一般不得使用患者自带药品，确需使用应符合规定，有正规发票，并签署外带药物使用风险责任书。

五、修订依据

1.《三级综合医院评审标准实施细则》卫生部 2011 版 。

2.《中华人民共和国药品管理法》全国人大常委会 2015 年修正。

3.《护士条例》中华人民共和国国务院 2008 年。

六、附件

无。

用药后观察护理管理规程

类 别	医院制度—病房管理	文件名称	用药后观察护理管理规程		
制定部门	护理部	文件编码	SDSZYY-HLB-052		
制定日期	2012-10-01	生效日期	2012-10-01		
修订日期	2020-05-20	修订次数	3	总页码	2
文件类型	☑修订 □制定	审批人		审批日期	

一、目的

促进临床护理人员对重点药物加强观察、规范管理，保障患者安全。

二、范围

全体护理人员。

三、定义

无。

四、内容

1.严格按照医嘱要求给药。

2.护士熟知本科室常用药物的不良反应及观察要点。各科室根据本科情况，制定本科室重点药物清单，用药后观察制度及用药后观察程序。

3.用药前应详细询问患者的既往史、过敏史等详细情况，并告知患者和家属将要使用的药品名称、用法用量、可能存在的不良反应、注意事项等。

4.对易发生过敏的药物和特殊人群（婴幼儿、儿童、老年人、孕产妇、心功能不全、肝肾功能不全）应密切观察，如有过敏、中毒反应应立即停止用药，并报告医生，做好记录，必要时封存实物协助检验工作。

5.对于门诊患者，医务人员应当按照职责，认真全面的向患者及家属说明用药的注意事项及可能出现的不良反应，并告知患者出现不良反应后应及时到医院就诊等应对措施。

6.对于住院患者，医务人员每日查房时应向患者和家属询问用药后有无不适感，是否出现不良反应，并及时对症处理。

7.静脉给药者用药后20分钟内护士必须按药品说明书规定调节好滴速（小于20滴/分钟），并注意密切观察患者用药后的反应。

8.皮试患者要随时过程有无不良反应，门诊患者皮试后不得随意离开，直至判定完结果。

9.其他方式注射给药，在注射完成后，护士也应观察患者用药后的反应，在确认患者无不良反应后方可离开。

10.口服用药应由护士在场指导患者服用，并交代注意事项后方可离开。服药后当班护士30分钟内巡视病房一次，询问患者用药后情况。

11.护士交班时，交班护士应向接班护士介绍病房内使用重点药物患者的情况，以利于接班护士继续执行用药后观察

12.出现不良反应时，应按照省中医院发[2008]23号文规定的药物不良反应报告制度规定的程序上报，并及时处理，同时做好患者、家属安抚工作，使其配合治疗。

五、修订依据

《中华人民共和国药品管理法》《医疗机构管理条例》《护士条例》。

六、附件

无。

围手术期护理评估规程

类　别	医院制度—病房管理	文件名称	围手术期护理评估规程		
制定部门	护理部	文件编码	SDSZYY-HLB-053		
制定日期	2017-01-01	生效日期	2017-05-01		
修订日期	2020-05-01	修订次数	2	总页码	2
文件类型	☑修订 □制定	审批人		审批日期	

一、目的

了解手术患者基本的现状和对护理服务的需求，制定适宜于围手术期患者的护理措施。

二、范围

全院护理人员

三、定义

围手术期：是从确定手术治疗时起，包含手术前、手术中及手术后，直到与这次手术有关的治疗基本结束为止，时间在术前5～7天至术后7～12天。

四、内容

1. 手术前期患者的评估

包括一般资料、既往史及健康状况、亲属对手术的看法、亲属对手术的关心程度及经济承受能力、患者对手术的耐受性、实验室检查结果及重要脏器功能等。

2. 手术中患者评估

包括手术体位的要求、手术野皮肤消毒、手术过程中的观察等。

3. 手术后期患者的评估

包括麻醉恢复情况；身体重要脏器的功能；伤口情况；手术情况(手术方式、术中出血、输血、麻醉等)；神志、生命体征情况；皮肤情况；疼痛及症状管理；切口引流情况；自理能力和活动耐受力；心理状态；用药情况、药物的作用及副作用；安全管理等。

4. 择期手术患者术前评估

由责任护士在手术前24小时内完成，急诊手术患者在手术前1小时内完成，ICU患者在手术前15分钟内完成，特殊情况除外。手术室护士负责手术中患者的评估。

5. 在评估中出现可能影响手术安全的情况时，护士应及时向主管医生报告并协同进行相应处理。

五、修订依据

2. 2010年1月1日卫生部《医院手术部（室）管理规范（试行）》。

2. 2010年3月17日卫生部《手术安全核查制度》。

3. 2017年4月1日国家卫生计生委《医疗机构管理条例实施细则》。

六、附件

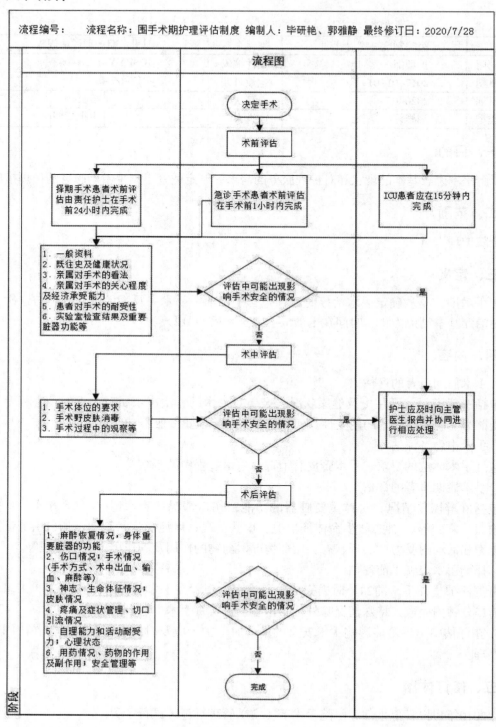

流程编号：	流程名称：围手术期护理评估制度 编制人：毕研艳、郭雅静 最终修订日：2020/7/28

流程图

决定手术

术前评估

择期手术患者术前评估由责任护士在手术前24小时内完成

急诊手术患者术前评估在手术前1小时内完成

ICU患者应在15分钟内完成

1. 一般资料
2. 既往史及健康状况
3. 亲属对手术的看法
4. 亲属对手术的关心程度及经济承受能力
5. 患者对手术的耐受性
6. 实验室检查结果及重要脏器功能等

评估中可能出现影响手术安全的情况　是

否

术中评估

1. 手术体位的要求
2. 手术野皮肤消毒
3. 手术过程中的观察等

评估中可能出现影响手术安全的情况　是

护士应及时向主管医生报告并协同进行相应处理

否

术后评估

1. 麻醉恢复情况，身体重要脏器的功能
2. 伤口情况；手术情况（手术方式、术中出血、输血、麻醉等）
3. 神志、生命体征情况；皮肤情况
4. 疼痛及症状管理、切口引流情况
5. 自理能力和活动耐受力；心理状态
6. 用药情况、药物的作用及副作用；安全管理等

评估中可能出现影响手术安全的情况　是

否

完成

阶段

急诊科护理工作规程

类　别	医院制度—特殊岗位	文件名称	急诊科护理工作规程		
制定部门	护理部	文件编码	SDSZYY-HLB-054		
制定日期	2012-10-01	生效日期	2017-07-01		
修订日期	2020-05-01	修订次数	2	总页码	2
文件类型	☑修订 □制定	审批人		审批日期	

一、目的

提高急诊急救工作效率，为患者提供安全、周到、优质的服务。

二、范围

急诊科护理人员。

三、定义

无。

四、内容

（一）环境要求

1.保持各区域环境整洁，保持安静、舒适的就医环境。

2.严格执行消毒隔离制度，认真执行无菌操作规程，手卫生规范，预防交叉感染。

（二）人员管理

1.凡从事急诊工作的护理人员，须具有护士执业资格、三年以上的临床护理实践经验、以及经过3个月的急诊理论和技能培训，考核合格后方可从事急诊临床护理工作。

2.急诊科护理人员实行24小时工作制，护理人员必须提前15分钟到岗，清点物品，做到卡账物相符，做好交接班工作。

3.值班护士不得擅自离岗，急诊患者就诊时，值班护士应立即通知相关科室值班医师，医师未到之前护士应根据病情予以必要的急救处理，如吸痰、吸氧、止血、心肺复苏等。

4.急诊护理人员要有高度的责任心和同情心，掌握各种抢救仪器的使用及各种抢救技术，积极主动配合抢救，做好护理记录。

6.急诊患者收入急诊观察室，由急诊医师书写病历，开好医嘱，急诊护士负责治疗，对急诊患者要密切观察病情变化并做好记录，及时有效地采取治疗措施，观察时间一般不超过3天。

（三）物品管理

1.急诊科各类抢救仪器要准备完善，按6s管理规定，由专人管理，放置固定位置，经常检查，及时补充更新、维修和消毒，保证抢救需要。

2.急救药品应放置在抢救车内，做到定品种、定数量、定位放置、定人管理。每班清点检查药品并记录，做到账物相符，各班使用后及时补充。

（四）应急管理

1.遇重大抢救或成批伤患者时须立即报告医务科、护理部、门诊部，有关领导亲临参加指挥，启动相关应急预案。

2.遇急危重患者立即开通绿色通道，对三无患者和涉及民事纠纷的患者，及时向医务处、行政值班等相关部位报告并协调处理。

五、修订依据

1.卫生部《医院工作制度与人员岗位职责》第二章 三十五、急诊工作制度。

2.《医院感染管理办法》（中华人民共和国卫生部令第 48 号）。

3.《关于实施医院护士岗位管理的指导意见》（卫医政发〔2011〕112 号）。

4.《三级综合医院评审标准(2011 年版)》(卫医管发〔2011〕33 号)。

六、附件

无。

急诊预检分诊规程

类　别	医院制度—护理管理	文件名称	急诊预检分诊规程		
制定部门	护理部	文件编码	SDSZYY-HLB-055		
制定日期	2020-5-24	生效日期	2020-07-01		
修订日期		修订次数		总页码	5
文件类型	□修订　☑制定	审批人		审批日期	2020-09-01

一、目的

　　对急诊患者进行快速评估、根据其急危重症程度进行优先顺序的分级与分流，保障就诊患者得到正确、迅速、合理的诊治。

二、范围

　　医院各部门、科室的员工、患者、来访者。

三、定义

　　急诊预检分诊：是对所有来医院就诊的急诊患者，在到达医院时进行病情评估，并按照分诊标准，对患者病情的紧急程度进行分级，依据分级情况安排诊疗的过程。

四、内容

　　（一）分级分区
　　急诊预检分诊采用"四级四区"的分诊标准，具体见附件（一）、（二）。
　　（二）分诊护士资质
　　1.从事急诊门诊工作5年以上的高年资护士。
　　2.接受《急诊预检分诊工具》培训并通过资质认证考试。
　　（三）预检分诊程序
　　1.急诊挂号收费处建卡、挂号，持就诊卡到分诊台分诊，分诊护士通过分诊系统根据病情、分诊标准将病人分诊各区域就诊。
　　2.预检分诊系统打印分诊挂号信息(兼具腕带身份识别功能）。
　　3.分诊护士须在5分钟内对患者进行预检分诊，判断病情危重程度并确定"四级"分级，然后分诊至红、橙、黄、绿"四区",明确首诊科室，安排患者就诊或候诊区候诊。
　　4.患者离开急诊科(入院、留观、离院）时，分诊护士要登记患者去向及时间,给入院患者联系床位，按《急诊科患者转科交接管理制度》要求安排人员护送至病房。对于不符合急诊就诊范围的患者，分诊护士应给患者及家属做好解释工作,并指引患者到普通门诊就诊。

5.急诊病情分级为三级的患者不通知医务人员擅自离院者（来院2小时未记录去向的三级患者），分诊护士进行电话随访，登记分析离院原因。

（四）特殊人群预检分诊

1.危重患者，应由分诊护士先送至抢救室(红、橙区)，通知医师及责任护士共同救治，同时由陪人到预检分诊台进行建卡、挂号。

2.传染病或疑似传染病患者，分诊护士给予患者采取相应隔离措施,派专人由专用通道护送到感染疾病科就诊，同时对预检分诊处采取必要的消毒措施。

3."三无"患者(无身份信息、无家属或单位、无经济来源)，预检分诊、就诊、取药、入院等程序均有护士陪同或代为办理。无陪护的患者接诊的同时，分诊护士应及时与家人或单位取得联系。

（五）预检分诊工作要求

1.各有关科室接到分诊护士通知后应及时接诊，不得以任何理由、借口推诿患者。各科医师接到急会诊后，要在10分钟内赶到急诊科会诊。详见《首诊负责制度》《会诊制度》。

2.符合急诊绿色通道的患者应立即按绿色通道管理制度要求执行,分诊护士要在分诊信息系统中标注，收费处、急诊药房、急诊化验及其他急诊相关科室亦按要求执行。详见《急诊绿色通道管理制度》。

3.遇突发公共卫生事件或群体外伤时，分诊护士负责启动突发公共事件应急预案,立即报告科主任、医务处或总值班，同时通知相关部门协同抢救。遇涉及法律等问题应向保卫处报告。详见《突发公共卫生事件应急预案》。

4.患者病情涉及多个专业时，首诊医师和分诊护士启动多学科会诊,共同组织抢救。详见《全院多学科会诊制度》。

（六）预检分诊质控

1.分诊准确率=[分诊患者总数−分诊错误数（分诊过度+分诊不足)]/分诊患者总数×100%。

2.患者滞留急诊时间。

五、修订依据

1. 美国医疗研究与质量署(AHRQ)：《急诊严重度指数(ESI)：急诊科的分诊工具(实施手册第四版)》。

2. 中国卫生健康委员会《急诊患者分级指导原则》。

3. 英国《早期预警评分(MEWS)》。

4. 国内急诊预检分诊专家共识组《急诊预检分诊专家共识》。

六、附件

1.《急诊预检分诊分级标准（2018年版）》。

级别	患者特征	级别描述	指标维度		响应程序	标识颜色
			客观评估指标	人工评定指标		
I级	急危	正在或即将发生的生命威胁或病情恶化，需要立即进行积极干预	心率>180次/分或<40次/分 收缩压<70mmHg/急性血压降低，较平素血压低30~60mmHg SPO_2<80%且呼吸急促（经吸氧不能改善.既往无COPD病史） 腋温>41℃ pocT指标 血捕<3.33mmolL 血钾>7.0mmol/L	心跳呼吸停止或节律不稳定 气道不能维持 休克 明确心肌梗死 急性意识障碍/无反应或仅有疼痛刺激反应(GCS<9) 癫痫持续状态 复合伤（需要快速团队应对） 急性药物过量 严重的精神异常，正在进行的自伤或他伤行为，需立即药物控制者 严垂休克的儿童/婴儿 小儿惊厥等	立即进行评估和救治，安排患者进入复苏区	红色
II级	急重	病情危重或迅速恶化，如短时间内不能进行治疗则危及生命或造成严重的器官功能衰竭；或者短时间内进行治疗可对预后产生重大影响，比如溶栓、解毒等	心率：150~180次/分或40~50次/分收缩压：>200mmHg或70~80mmHg SPO_2：80%~90%且呼吸急促（经吸氧不能改善） 发热伴粒细胞减少 POCT指标 ECG提示急性心肌梗死	气道风险：严重呼吸困难/气道不能保护 循环障碍，皮肤湿冷花斑，灌注差/怀疑脓霉症 昏睡（强烈刺激下有防御反应） 急性脑卒中 类似心脏因素的胸痛 不明原因的严重疼痛伴大汗（脐以上） 胸腹疼痛，已有证据表明或高度怀疑以下疾病：急性心梗、急性肺栓塞、主动脉夹层、主动脉瘤、急性心肌炎/心包炎、心包积液、异位妊振、消化道穿孔、睾丸扭转 所有原因所致严重疼痛（7~10分） 活动或严重失血 严重的局部创伤–大的骨折、截肢 过量接触或摄入药物、毒物、化学物质、放射物质等	立即监护生命体证，10min内得到救治，安排患者进入抢救区	橙色

级别						
				严重的精神行为异常（暴力或攻击），直接威胁自身或他人.需要被约束		
III级	急症	存在潜在的生命威胁，如短时间内不进行干预，病情可进展至威胁生命或产生十分不利结局	心率：100次/分或50～55次/分收缩压180～200mmHg或80～90mmHgSPO₂：90%～94%且呼吸急促（经吸氧不能改善）	急性哮喘，但血压、脉搏稳定 嗜睡(可唤醒，无刺激情况下转入睡眠） 间断癫痫发作 中等程度的非心源性胸痛 中等程度或年龄>65岁无高危因素的腹痛 任何原因出现的中重度疼痛，需要止疼〈4～6分〉 任何原因导致的中度失血头外伤 中等程度外伤，肢体感觉运动异常持续呕吐/脱水 精神行为异常：有自残风险/急性精神错乱或思维混乱/焦虑/抑郁/潜在的攻击性 稳定的新生儿	优先诊治，安排患者在优先诊疗区候诊，30min内接诊；若候诊时间大于30min,需再次评估	黄色
IV级	亚急症	存在潜在的严重性，如患者一定时间内没有给予治疗，患者情况可能会恶化或出现不利的结局;以及症状将会加重或持续时间延长	生命体征平稳	吸入异物，无呼吸困难 吞咽困难，无呼吸困难 呕吐或腹泻，无脱水 中等程度疼痛，有一些危险特征 无肋骨疼痛或呼吸困难的胸部损伤 非特异性轻度腹痛 轻微出血 轻微头部损伤，无意识丧失小的肢体创伤，生命体征正常，轻中度疼痛关节热胀，轻度肿痛 精神行为异常，但对自身或他人无直接威胁	顺序就诊，60min内得到接诊；若候诊时间大于60min，需再次评估	绿色
	非急症	慢性或非常经微的症状，即便等待一段时间再进行治疗	生命体征平稳	病情稳定，症状轻微 低危病史且目前无症状或症状轻微 无危险特征的微疼痛 微小伤口：不需要缝合的小	顺序就诊，除非病情变化，否则候诊时间较长(2～4h);若候诊时间	绿色

			擦伤、裂伤 熟悉的有慢性症状病人 轻微的精神行为异常 稳定恢复期或无症状病人复 诊/仅开药 仅开具医疗证明	大于4h,可再次 评估	
		也不会对结局 产生大的影响			

注：患者级别以其中任一最高级别指标确定。

2. 急诊预检分诊分级分区管理。

分诊级别	区域	功能作用
I级患者	复苏区	立即予患者实施抢救，给予基础生命支持和高级生命支持
II级患者	抢救区	10 min内予患者提供紧急救治措施和能够影响患者临床结局的治疗措施
III级患者	优先诊疗区	快速予患者实施需要医疗资源支持的相关措施，如吸氧、心电图、快速补液等，快速评估及处置危重患者的潜在危险
IV级患者	普通诊疗区	在合理应用医疗资源基础上，按急诊患者就诊时间顺序安排相应的诊疗措施

3. 预检分诊流程图。

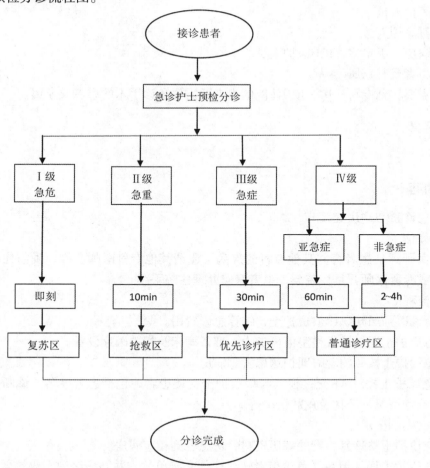

急诊科患者转科交接管理规程

类　别	医院制度—临床管理	文件名称	急诊科患者转科交接管理规程		
制定部门	急诊科	文件编码	SDSZYY-HLB-056		
制定日期	2012-01-01	生效日期	2012-05-01		
修订日期	2020-05-01	修订次数	3	总页码	4
文件类型	☑修订 □制定	审批人		审批日期	

一、目的

规范急诊患者转科流程，保证患者安全和医疗服务的连续性及患者急诊手术的顺利进行。

二、范围

（一）医护人员

1. 急诊科医护人员。

2. 专科病房、手术室、ICU医护人员。

（二）患者及其家属

急诊科需要转到专科病房、ICU住院的患者及需要急诊手术的患者及家属。

三、定义

无。

四、内容

（一）急诊科与病房交接

1. 转科评估

急诊科医师评估患者合并其他专科的疾病，邀请其他专科医师会诊，确需住院治疗，由急诊医师或专科医师开具住院票，患者家属办理住院手续。

2. 转科流程

（1）急诊医师通知急诊值班护士，结算急诊费用。

（2）急诊护士通知转入科室值班护士，准备病床及相关医疗设备。

（3）急诊护士按照约定时间护送患者到病房。

（4）急诊护士按SBAR交接模式与病房护士交接患者，包括患者姓名、诊断、生命体征、病情、治疗情况、药物及皮肤情况等。

3. 病历文书的要求

（1）急诊护士整理好患者的病历资料，送患者到相应病房。

（2）急诊护士详细填写《急诊患者转科评估交接单》，并同病房护士双签名。急诊患者转科评估交接单一式两份，急诊室和病房各存一份，以备核查。

（二）急诊科与手术室交接

1. 转科评估

急诊医师根据患者病情确定患者需要急诊手术，评估患者生命体征是否稳定。

2. 转科流程

（1）急诊医师联系好手术室，手术室护士准备好手术间及器械等。

（2）急诊护士为患者戴好腕带，遵医嘱完善术前准备和护理记录。

（3）急诊医师和护士护送患者进入手术室。

（4）急诊护士按SBAR交接模式与手术室护士交接患者，包括患者姓名、性别、神志、生命体征、诊断、手术名称、术前准备内容、患者的腕带、病历资料、术中用药等。

3. 病历文书的要求

（1）急诊护士整理好患者的病历资料，送患者到手术室。

（2）急诊护士详细填写《急诊患者转科评估交接单》，并同手术室护士双签名。急诊患者转科评估交接单一式两份，急诊室和手术室各存一份，以备核查。

（三）急诊科与ICU交接

1. 转科评估

急危重症患者经急诊抢救后，需收入ICU治疗，急诊科医师开具住院票，患者家属办理住院手续。

2. 转科流程

（1）急诊医师通知急诊值班护士，结算急诊费用。

（2）急诊护士联系ICU值班护士，准备床位及仪器设备。

（3）患者家属办好住院手续后，由急诊医师评估患者，在保证患者安全的情况下，与ICU医师协作完成患者的转运。转运过程执行《危重患者转运接管理制度》。

（4）急诊护士按SBAR交接模式与ICU护士交接患者，包括患者姓名、诊断、生命体征、病情、各种管道、治疗及抢救情况、药物及皮肤情况等。

3. 病历文书的要求

（1）急诊护士整理好患者的病历资料，交给ICU值班医生。

（2）急诊护士详细填写《急诊患者转科评估交接单》，并同ICU护士双签名。急诊患者转科评估交接单一式两份，急诊室和ICU各存一份，以备核查。

五、修订依据

[1]牛佳,徐建萍,王乐.国内外危重症病人院内转运指南比较[J].护理研究,2016,30(11):1392-1394.

[2]梁雅玲,赖碧莹,梁燕芬,覃燕飞.SBAR在急诊患者转运中的应用[J].中国实用医药,2019,14(17):146-148.

[3]郑红宣,赵维军,马文华.急诊科危重患者转科交接制度完善体会[J].中国误诊学杂志,2010,10(29):7105.

六、附件

急诊患者转科评估交接单

S:(Situation)患者目前的状况

姓名_____性别 □ 男 □ 女　　ID_____

诊断_____ □ 病危□ 病重□ 其他

转运方式：□ 行走 □ 轮椅 □ 平车

B:（Background）背景

1. 主诉：_____

2. 既往史：□ 无 □ 不详 □ 有 _____

3. 过敏史：□ 无 □ 不详 □ 有 过敏药物_____

4. 辅助检查项目：X 片____张　　CT____张　　MRI___张

5. 辅助检查异常项目：□ X 片 □ CT □ MRI □ B 超 □ 心电图 □ 血液 □ 其他

药物治疗：静脉输液　有 □无 □　　　渗漏　有 □无 □

现有治疗：_____　　持续治疗：_____

6.特殊处置:□ 呼吸气囊辅助呼吸 □ 氧疗 □胸外按压 □ 除颤 □口咽通气道
　　　　　　□ 吸痰 □ 物理降温 □ 输血 □ 止血 □ 包扎 □固定 □其他

7.血制品　　□ 无 □ 有

A：（Assessment）风险因素评估

1. 意识:□ 清 □ 嗜睡 □ 昏睡 □ 昏迷 □ 意识模糊 □谵望 □ 其他

2. 生命体征：体温_____℃　　脉搏____次/分　　呼吸_____次/分　　血压_____mmHg

3. 皮肤：□ 完好 □ 压疮：部位/面积/分期_____
　　　其他_____

4. 管道：□有 □ 无
　　　1.名称_____通畅 □是 □否　量_____ml
　　　2.名称_____通畅 □是 □否　量_____ml
　　　3.名称_____通畅 □是 □否　量_____ml
　　　4.名称_____通畅 □是 □否　量_____ml

5.MEWS 评分_____分

6.转运级别：□I 级 □ II 级 □ III 级

（急性冠脉综合征、报告危急值及 MEWS 评分 ≥ 9 分为 I 级转运 5≤MEWS≤9 分为 II 级转运）其他均为 III 级转运

R：（Recommendation）建议

1. 病情观察:□ 神志 □ 瞳孔 □体温 □ 心率□ 呼吸 □ 血压 □ 血糖□ 管道
　　　　　　□ 大便 □ 小便 □ 皮肤 □ 其他

2. 特殊药物： □ 滴速 □ 药物不良反应

3. 特殊治疗： □ 给氧 □ 吸痰 □ 监护 □ 雾化 □ 其他_____

4. 其他

转出科室_____护士签名_____日期____年___月___日____时间

转入科室_____护士签名_____日期____年___月___日____时间

备注：

1. 请签全名，字迹清楚。

2.严格按实际情况填写，在相应内容前划"√"，不空项，没有的项目在横线划"/"。

3.交接完毕后此表放于病历中，病人转科时随同病历转送与下一科室，病人出院后此表保存于出院病房。

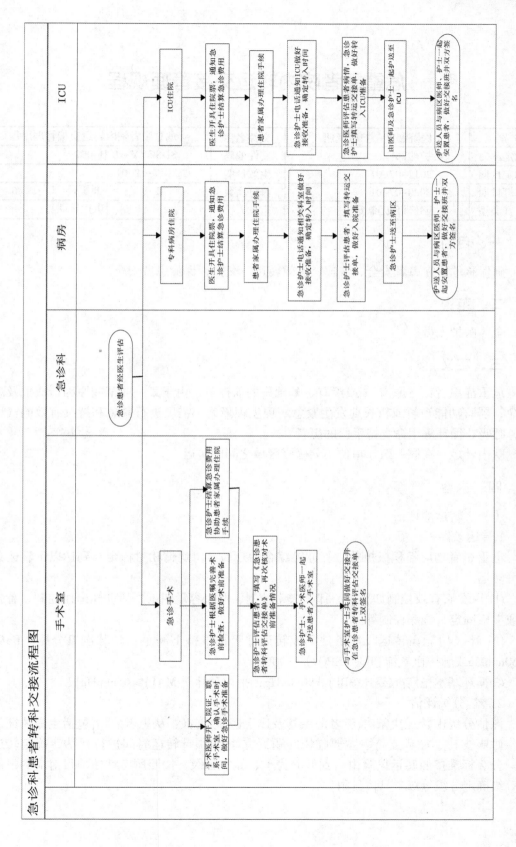

急诊科患者转科交接流程图

危重患者院内转运交接管理规程

类　别	医院制度—护理管理	文件名称	危重患者院内转运交接管理规程		
制定部门	护理部	文件编码	SDSZYY-HLB-057		
制定日期	2017-07-01	生效日期	2017-12-01		
修订日期	2020-07-01	修订次数	2	总页码	6
文件类型	☑修订 □制定	审批人		审批日期	

一、目的

确保急危重症患者安全、快速、有效转运、交接，保障患者安全。

二、范围

全体医护人员。

三、定义

危重症患者：在原有（或没有）基础病的前提下，由于某一或某些原因造成危及患者生命，器官功能短暂或较长期发生紧急病理生理障碍，需要进行紧急和持续有效的气道管理，呼吸、循环等生命支持手段的患者。

院内转运：在同一医疗单位不同医疗区域之间的转运。

四、内容

（一）转运前评估

1.转运条件

危重患者均应经积极抢救、复苏等综合治疗后，待病情相对稳定，到达以下转运条件即可转运。

(1) 原发病有效控制如恶性心律、失常控制、低血容量纠正、活动性出血控制、骨折颈托或夹板固定、癫痫控制等。

(2) 呼吸功能在转运吸氧条件下或转运呼吸机维持下满足：动脉血氧分压（PaO_2）≥60mmHg或脉搏血氧饱和度（SPO_2）≥90%。

(3)循环基本稳定[收缩压(SBP)≥90mmHg，平均动脉压(MAP)≥65mmHg]。

2.转运分级评估

评估分级由转运决策者(患者的主管及以上医生)负责，从患者病情(包括生命体征、意识、呼吸支持、循环支持、主要临床问题五方面)和预计转运时间进行评估，确定转运分级。分级标准按照转运风险由高到低分为Ⅰ、Ⅱ、Ⅲ级，按照所有评估项目对应的最高风险等级确定分级等级，具体见附件1。

（二）转运前协调与沟通

1.与接收部门协调沟通

护士通知病房或联系检查科室，详细告知患者病情、准备用物及预计转运时间，做好相应准备工作。

2.与患者家属沟通

医生告知转运目的和风险，对于危重患者及存在高风险的患者，应该充分向患者或家属说明检查或治疗的必要性及转运风险，获取家属的知情同意及配合，患者或家属签署《转运或外出检查知情同意书》。

3.通知电梯、门卫配合转运

（三）转运准备

1.转运人员准备

（1）按照转运分级人员配备标准(见附件二)配置相应的医护人员，做好转运人员分工，明确职责，熟悉工作流程以及应急方案，由转运护士来担当领队，负责转运过程中的协调管理工作。

（2）选择最佳转运路线，熟知转运过程中途经的能提供抢救设备的科室。

2.转运装备、物品准备

（1）按照转运分级装备配备标准(见附件三)配备相应的仪器、药品，采用轻便、灵活、多功能的转运工具，能保证转运的速度及要求的体位。

（2）依据不同的病种备用不同的急救药品和设备以及转运工具，保持功能良好。

3.患者准备

（1）出发前按照转运分级再次评估病情(主要包括生命体征、意识、呼吸及循环情况等)。

（2）各种管路固定妥当，确保通畅，尽量在患者病情稳定的情况下转运。

（3）家属签署知情同意书。

4.接收科室准备

告知接收方患者的病情及生命体征、所用仪器设备、用药情况及到达时间等，使其做好充分接收患者的准备。

（四）转运途中监护与突发事件的处置

1.医护职责与分工

（1）医生

1）负责呼吸支持、病情观察、突发事件应对控制。

2）把控转运的整体时间。

（2）护士

1）保证途中转运安全及路途顺畅，保证用药精准，防止管路滑脱等不良事件的发生。

2）转运患者时，护士应站在患者头部，动态评估神志、面色、生命体征，保持气道通畅。转运途中保持各种管道在位通畅。重视患者主诉，做好心理护理。

3）保证仪器正常工作，力求在最短时间完成转运工作。

2.转运途中，患者病情加重应急处置

（1）转运分级为Ⅰ级的患者就地抢救；转运分级为Ⅱ级的患者进行初步处理后如病情平稳可继续转运，否则至临近科室抢救；转运分级为Ⅲ级的患者初步处理后病情平稳继续转运，否则至邻近科室抢救。

（2）未能检查需要等待的患者，一般处理原则如下：转运分级为Ⅰ级的患者允许等待时间不得超过5min；转运分级为Ⅱ级的患者允许等待时间不得超过10min；转运分级为Ⅲ级的患者允许等待时间不得超过20min。

（五）转运后交接

1.确认患者身份

问询时查对腕带、病历、患者本人或家属，至少使用姓名、年龄两种模式，确认患者身份。

2.搬运患者

转运科室和接收科室共同协助患者安全搬运至病床上。搬运病人时,根据病人的具体情况,遵照《基础护理学》相关内容，选择合适的搬运方法。

3.交接患者主要病情

按SBAR交接模式交接患者，包括患者姓名、诊断、生命体征、病情、治疗情况等，评估患者生命体征，交接患者主要病情及存在的关键问题。

4.交接各类管道

包括静脉输液、氧气管道、鼻饲(胃肠减压)管、导尿管、人工气道、脑室引流管等其他引流管。

5.交接皮肤情况

包括伤口、压力性损伤。

6.交接用药情况

正在输入的药物、待使用的药物。

7.交接物品

检查报告单、X线片、CT片、MIR、病历、被服、私人用物等

8.书面交接

床头交接完毕后，需双方护士共同填写《转科交接记录单》，确认无误签全名后，交接记录单留存。

（六）终末处理

重复使用的器械和物品选择适宜方法进行清洁消毒，一次性使用医疗用品按医疗废物处理。

五、修订依据

2017年5月2日国内急诊/危重症患者院内转运共识专家组发布的《急诊危重症患者院内转运共识——标准化分级转运方案》。

六、附件

1. 转运分级标准。

评估项目	I级	II级	III级
生命体征情况	在生命支持条件下，生命体征不平稳	在生命支持条件下，生命体征相对平稳	在生命支持条件下，生命体征尚平稳
意识状态	昏迷，GCS评分<9分	轻度昏迷，GCS评分9–12分	GCS>12分
呼吸支持情况	人工气道，呼吸支持条件高 PEEP≥8cmH$_2$0 Fi02≥60%	人工气道，呼吸支持条件不高 PEEP<8cmH$_2$0 Fi02<60%	无人工气道，可自主呼吸
循环支持情况	泵入2种及以上血管活性药	泵入1种及以上血管活性药	无需血管活性药
临床主要问题	急性心肌梗死、严重心律失常、严重呼吸困难、反复抽搐、致命性创伤、夹层等	ECG怀疑心肌梗死、非COPD患者Sa0$_2$<90%、外科急腹症、剧烈头痛、严重持续性高热等	慢性病症
转运时间	≥20min	≥10min<20min	<10min

注：前5项为主要评分项目，依据5项中的最高级别进行分级，转运时间为次要目标。

2. 转运分级人员配备标准。

人员	转运分级		
	I级	II级	III级
医师	急诊工作时间≥2年；急诊住院医师培训1阶段第三年；掌握急救技能：胸外按压、气管插管、除颤、电复律	急诊工作时间≥2年；急诊住院医师培训1阶段第二年；掌握基本急救技能	急诊工作时间≥1年；急诊住院医师培训1阶段第一年；掌握基本急救技能
护士	N3能级护士；取得急诊专科护士证书；熟练使用抢救仪器	N2能级护士；熟练使用抢救仪器	N1能级护士；基本可使用抢救仪器

注：以上分级标准为专家共识推荐配备标准，医院可根据自身实际情况按照推荐原则进行调整。

3. 转运分级装备配备标准。

装备	转运分级		
	I级	II级	III级
仪器设备	仪器设备包括氧气2瓶、转运监护仪、转运呼吸机或PEEP简易呼吸器、口咽气道、微量泵2个、AED除颤仪、便携式吸痰器、插管用物、穿刺用物	括氧气1瓶、转运监护仪、简易呼吸器、口咽气道、微量泵1个、AED除颤仪(必要时)、穿刺用物	氧气1瓶、指夹式脉搏血氧仪、简易呼吸器（必要时)、穿刺用物
药品	肾上腺素、多巴胺、胺碘酮、咪达唑仑、利多卡因、阿托品、等渗盐水	肾上腺素、咪达唑仑、等渗盐水	等渗盐水

注：以上分级标准为专家共识推荐配备标准，医院可根据自身实际情况按照推荐原则进行调整。

4. 危重患者转运交接流程。

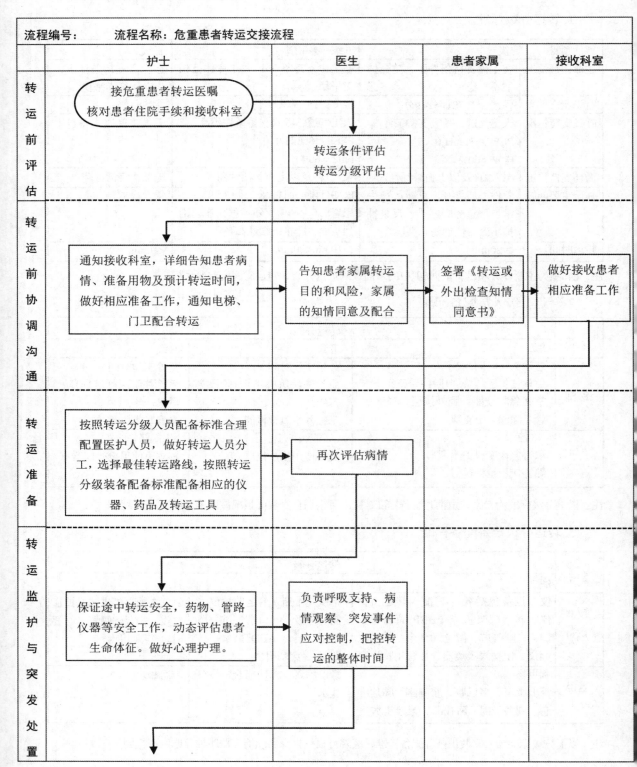

流程编号：	流程名称：危重患者转运交接流程			
	护士	医生	患者家属	接收科室
转运前评估	接危重患者转运医嘱 核对患者住院手续和接收科室	转运条件评估 转运分级评估		
转运前协调沟通	通知接收科室，详细告知患者病情、准备用物及预计转运时间，做好相应准备工作，通知电梯、门卫配合转运	告知患者家属转运目的和风险，家属的知情同意及配合	签署《转运或外出检查知情同意书》	做好接收患者相应准备工作
转运准备	按照转运分级人员配备标准合理配置医护人员，做好转运人员分工，选择最佳转运路线，按照转运分级装备配备标准配备相应的仪器、药品及转运工具	再次评估病情		
转运监护与突发处置	保证途中转运安全，药物、管路仪器等安全工作，动态评估患者生命体征。做好心理护理。	负责呼吸支持、病情观察、突发事件应对控制，把控转运的整体时间		

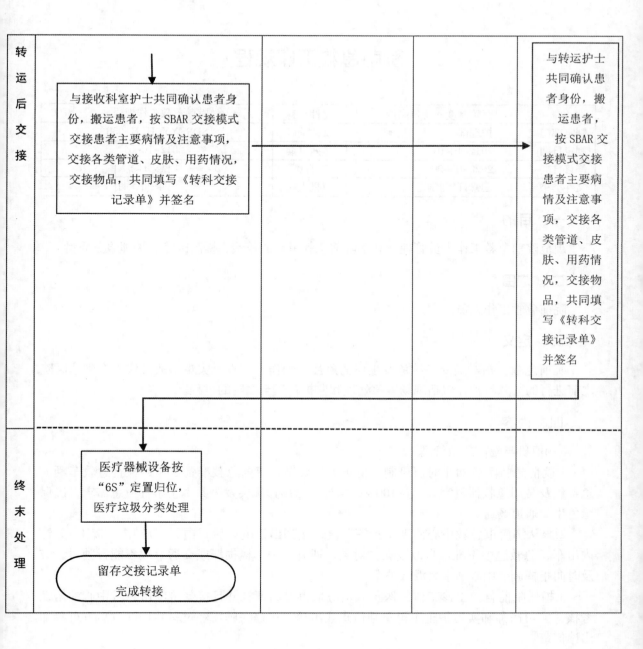

转运后交接

与接收科室护士共同确认患者身份，搬运患者，按 SBAR 交接模式交接患者主要病情及注意事项，交接各类管道、皮肤、用药情况，交接物品，共同填写《转科交接记录单》并签名

与转运护士共同确认患者身份，搬运患者，按 SBAR 交接模式交接患者主要病情及注意事项，交接各类管道、皮肤、用药情况，交接物品，共同填写《转科交接记录单》并签名

终末处理

医疗器械设备按"6S"定置归位，医疗垃圾分类处理

留存交接记录单
完成转接

院前急救工作规程

类　别	医院制度—特殊岗位	文件名称	院前急救工作规程		
制定部门	护理部	文件编码	SDSZYY-HLB-058		
制定日期	2012-10-01	生效日期	2012-10-01		
修订日期	2020-05-20	修订次数	3	总页码	3
文件类型	☑修订 □制定	审批人		审批日期	

一、目的

规范院前急救工作人员管理，利于院前急救患者的救治，提高医疗、护理服务质量。

二、范围

院前急救工作人员。

三、定义

院前急救：指对遭受各种危及生命的急症、创伤、中毒、灾难事故等病人在到达医院之前进行的紧急救护，包括现场紧急处理和监护转运至医院的过程。

四、内容

(一)值班与院前急救管理

1.院前急救实行24小时值班制。值班人员要做好院前急救准备工作，检查急救车辆、急救包及常用急救器材完好率达100%，保证急诊出诊和突发公共卫生事件应急需求，确保绿色生命通道畅通。

2.服从济南市急救中心调度室指挥调度，接到出诊电话后，白天1分钟内、晚上2分钟内出车，急救途中不准擅自改变救护对象。遇有救护车辆损坏或交通事故不能行驶时，应及时向指挥调度中心请求另派救护车。

3.担任院前急救出诊工作的医护人员应取得上岗证，并且接受济南市急救中心的培训考核，实习医师和实习护士不得单独值班或出诊，进修医师需经过科主任同意后方可参加出诊值班。

4.接诊病人时，医护人员必须对病人作简单的体格检查及病史采集，掌握第一手资料，酌情作急救处理。

5.现场急救时，护士执行医生口头医嘱必须复述一遍，并将安瓿保留，与医生共同查对后方可丢弃。如抢救30分钟后无效死亡则当场向家属宣布死亡，无家属者由司机负责联系家属到场。

6.根据病情向病人家属简要说明在转运途中可能出现的病情变化，如遇特殊情况，需医患双方协商并在《济南市急救中心病员、家属签字单》上签字。

7.转运病人途中，医护人员不得坐在驾驶室内，必须守护在病人身旁，密切观察病情变化，并做好记录。注意运送途中车内人员安全，包括固定好担架，提醒患者家属坐稳扶好，不靠车门等。

8.将病人送至医院后，医护人员必须与医院急诊科值班医师交接后才能离开，并认真填写《济南市急救中心院前院内交接单》，交接单一式两份，接诊医院留存一份，出诊医生留存一份。

（二）消毒隔离

1.工作人员上班要服装整洁，如疑有传染性疾病应穿着防护服，严格执行手卫生的两前三后时机。

2.无菌操作时应严格遵守无菌操作规程，无菌器械、容器、辅料等按规定时间进行灭菌。

3.院前急救整个过程中，医护人员接触患者的血液、体液、排泄物或呕吐物时，必须戴手套和口罩，如手或身体其他部位被血液、体液污染后，应及时用肥皂水清洗；如考虑为传染性疾病，须穿防护服，必要时戴护目镜。

4.凡用过的器械等物品需用消毒液浸泡后送消毒供应室进行清洁、消毒灭菌处理，使用过的简易呼吸器等应进行常规清洁、消毒。

（三）车辆管理

1.救护车专供抢救、运送病员使用，不得调作他用。

2.车辆均由济南市急救中心调度室统一调度，无派车通知单，驾驶员不得私自出车。

3.车辆平时应集中停放在指定停车区域，做好检修、清洁、保养和必要的消毒工作，保证车况良好。

4.建立车辆出勤登记本，每次出车均应将出车地点、出车时间登记清楚，定期记录出车公里数及油耗数。

5.车辆运行中发生故障时，驾驶员应积极抢修，随车医护人员应设法拦车将病人送走，车辆一时无法修复时，上报调度中心请求其他中心增援。

7.定期对车辆的技术性能及卫生状况进行检查。

（四）收费管理

1.急救车辆由护士根据标准里程，按照《济南市急救医疗服务价格表》进行收费，不得乱收、漏收和多收。

2.按规定开具收费票据，应认真填写，字迹清楚，项目要正确，大小写金额应相符，各类收费分别开列。

3.所有款项及票据由护士长定期及时上交财务部门。

4.应妥善保管票据、现金，因保管不善等所造成的损失，由保管人员自负。

5.回收票据不得缺页遗失，作废票据由护士签名，票据遗失后必须立即向财务部门书面报告，视情节听候处理。

6.若发票大小写金额填写不符及合计数与项目金额不符，所造成的损失应由开票人自负。

（五）急救药品、物品管理

1.急救车内急救包专人管理，并做到定期清洁和检查，用后及时补充。

2.急救物品和药品管理，严格执行"五定"制度，即定数量、定点安置、定专人管理、定期消毒灭菌、定期检查维修，一律不得外借。

3.急救车上的物品设立专门的抢救物品清点登记本，标明所有物品的名称数量，做到物账相符，每班交接并签全名。

4.实行药品及药品失效期预警制度，设置急救车药品一览表。表内标明急救包内所有药品的名称、规格、基数、单价，将近效期的药品做特殊标识，以提示在失效期前优先使用，在检查一次性医疗物品时同样用此方法。

5.急救药品使用时，应认真记录，并保留空安瓿以备查对，使用后及时补充完整并登记。

6.护士长每周检查急救车物品、药品的交接班情况，并签全名。

五、修订依据

《执业医师法》《医疗机构管理条例》《护士条例》《院前医疗急救管理办法》（国家卫生和计划生育委员会令第3号）。

六、附件

无。

重症监护室护理工作规程

类　别	医院制度—护理管理	文件名称	重症监护室护理工作规程		
制定部门	护理部	文件编码	SDSZYY-HLB-059		
制定日期	2017-01-01	生效日期	2017-05-01		
修订日期	2020-05-01	修订次数	3	总页码	2
文件类型	☑修订　□制定	审批人		审批日期	

一、目的

规范医护人员行为，保证医疗护理安全，保证患者得到及时、安全救治。

二、范围

重症医学科护理人员。

三、定义

无

四、内容

（一）环境要求

1.重症监护室应具备良好的通风、采光条件，医疗区域内温度控制在（24±1.5）℃左右。

2.重症监护室内环境清洁、整齐、安静，无陪护管理。

3.严格执行消毒隔离制度和无菌技术操作规程，预防和控制医院感染。

（二）人员管理

1.工作人员

（1）重症监护室护理人员在科主任领导下，由护士长负责管理，主管病房医师给予协助。

（2）护理人员严格遵守各项规章制度及执行各项医疗护理操作常规，防止差错事故的发生。

（3）护理人员着装统一规范，严格控制非本科人员的出入。

（4）凡从事监护室工作的护理人员，须具有护士执业资格；两年以上的临床护理实践经验；经过3个月的重症理论和技能培训，经考核合格方可从事重症监护室临床护理。

（5）护理人员应掌握各种监护设备、急救器材的性能和使用方法，并熟练掌握监护技术和急救技术。

2.患者管理

（1）对患者实行24小时连续动态监测并详细记录生命体征及病情变化，护理措施准确、及时、到位，各项护理记录完整、规范。

（2）保持患者床铺平整、清洁、无渣屑、无异味。卧位舒适，按时翻身，做好基础护理，避免并发症发生。

（3）注意观察患者心理变化，做好心理护理。及时向患者家属提供确切病情，并给予支持和安慰，使患者及家属身心舒适。

（4）实行风险评估，对高风险患者及时采取预防措施，保证患者安全。

（5）做好疼痛与镇静评估，保证患者睡眠，预防谵妄的发生，做好患者早期功能康复。

（6）对转入及转出的患者，与相应科室护理人员严格交接班，做好记录。

（7）涉及重大抢救事宜，立即汇报科主任、护士长，再逐级上报相关部门；涉及各种纠纷或潜在纠纷的患者，及时向护理部等相关处室汇报。

3.家属管理

监护室实行无陪护制度，探视人员需穿戴隔离衣及其他防护用具，严格执行ICU探视制度。

(三)物品管理

1.抢救仪器管理

（1）重症监护室内仪器设备保持清洁。

（2）仪器需专人管理，定位放置，每周检查，保持性能良好，处于备用状态。

（3）科内仪器未经科主任或护士长同意不得外借或移出病区。

2.抢救药品管理

（1）抢救药品需做到定位、定量、定人保管，每班交接。

（2）抢救药品使用后当班补充，做好各种急救准备工作。

（3）抢救车内药品符合6S要求，无近效期药品。

五、修订依据

中华医学会、重症医学分会《中国重症加强治疗病房（ICU）建设与管理指南（2016）》。

六、附件

无。

新生儿监护室护理工作规程

类 别	医院制度—特殊岗位	文件名称	新生儿监护室护理工作规程		
制定部门	护理部	文件编码	SDSZYY-HLB-060		
制定日期	2015-04	生效日期	2015		
修订日期	2020-05-01	修订次数	3	总页码	2
文件类型	☑修订 □制定	审批人		审批日期	

一、目的

规范护理人员行为，保证医疗护理安全，使患儿得到及时、安全、有效救治。

二、范围

新生儿监护室护理人员。

三、定义

新生儿重症监护室（A neonatal intensive care unit，NICU）是集中治疗危重新生儿的病室，需要较高的医疗技术力量，专业的护理人员和现代化仪器设备齐全的重症病房。

四、内容

（一）环境要求

1.新生儿监护室温度设置在22～26℃，相对湿度55%～65%。

2.每日开窗通风2次，每次30分钟，空气消毒机定时消毒。

（二）人员管理

1.新生儿监护室工作人员应走工作人员专用通道，更换工作鞋、工作服后方能进入病区，进入病房内必须戴口罩。

2.新生儿监护室严格限制非本病区工作人员进入。外来人员未经允许不得私自进入，经批准可进入时须在专科人员指导下正确穿隔离衣、戴口罩、帽子及鞋套后方可进入。患有感染性疾病者严禁入室。

3.工作人员患有上呼吸道感染及传染病或皮肤化脓性疾病暂时调离临床岗位或监护室。

4.根据专科需求开展护理人员业务培训；新入职护士规范培训三个月，考核合格后上岗。

5.住院患儿使用专用通道进入监护室。

（三）物品管理

1.新生儿监护室仪器、设备、物品、药品，严格按6S管理标准执行。

2.急救仪器设备和用物保持完好备用状态，指定专人每日清点、补充。

（四）感控要求

1.严格执行消毒隔离制度，每日对暖箱、配奶间进行表面擦拭消毒。

2.同一患儿需要长期连续使用暖箱,应当每周更换一次，并进行终末消毒。

3.定期进行空气及物体表面细菌培养，并将报告结果留存备查。

4.严格执行手卫生规范，遵守手卫生的五个时刻并严格执行，定期检测手卫生。

5.配奶应当现配现用,剩余奶液不得再用，配奶用具按消毒流程及时消毒。

（五）专科护理

1.严格执行基础护理工作，保持新生儿皮肤清洁、床单元整洁舒适；床旁擦浴、口腔护理、眼部护理、脐部护理每日2次。

2.值班人员严密观察新生儿病情变化，发现异常及时报告医生进行处理，并在特护记录单上详细记录。

3.做好母乳喂养的宣传教育，倡导母乳喂养，疫情期间及母亲身体健康状态欠佳时暂停母乳喂养。

五、修订依据

1.《医院感染管理办法》（中华人民共和国卫生部令第48号）。

2.《医院隔离技术规范》WS/T311—2009。

3.《新生儿病室建设与管理指南（试行）》（卫医政发〔2009〕123号；2009.12.25）。

4.《医院实施优质护理服务工作标准（试行）》（卫医政发〔2010〕108号）。

5.《关于实施医院护士岗位管理的指导意见》（卫医政发〔2011〕112号）。

6.《三级综合医院评审标准(2011年版)》(卫医管发〔2011〕33号）。

7.《临床护理实践指南》（北京市卫生局文件京卫医字〔2011〕179号）。

8.《医疗机构消毒技术规范》WS/T367—2012。

9.《JCI医院评审标准》2017年7月第六版。

六、附件

无。

手术室工作规程

类 别	医院制度—特殊岗位管理	文件名称	手术室工作规程		
制定部门	手术室	文件编码	SDSZYY-HLB-061		
制定日期	2012-10-01	生效日期	2012-10-01		
修订日期	2020-05-20	修订次数	3	总页码	2
文件类型	☑修订 □制定	审批人		审批日期	

一、目的

加强对手术室的人、物、环境、时间、空间及废物的管理，保障手术室工作流程顺畅，确保手术患者安全。

二、范围

适用于进入手术室的所有人员。

三、定义

无。

四、内容

（一）准入资格

进入手术室必须严格执行无菌技术操作原则，除参加手术人员外，其他人员一概不得入内。患严重上呼吸道感染或面、颈、手部等有感染者不得进入手术室。

（二）着装要求

凡进入手术室人员，必须严格遵守手术室规章制度。进入手术室必须按规定正确穿戴手术室所备衣裤、帽子、口罩和鞋。外出时应更换外出衣、鞋。手术毕，衣裤、帽子、口罩、鞋须放到指定地点。

（三）感控要求

手术室工作人员必须严格执行各项消毒隔离、清洁灭菌制度，保持环境洁净整齐。

（四）手术排序原则

手术安排应遵循无菌手术先做，感染手术后做的原则，特殊感染手术应在手术通知单上注明，安排在相应手术间，并严格按照消毒隔离制度规范处置。

（五）手术室环境要求

手术间内保持肃静，不可喧哗闲谈，手术人员应举止端正，工作作风严谨。手术间物品定位放置，符合6S管理要求。手术间参观人数≤3人。特殊手术、感染手术禁止参观。手术室为禁烟区域。

（六）手术预约

1. 常规手术

手术通知单应规范打印，于手术前1日上午11点前送至手术室，经手术室和麻醉科同意，方可给予安排。因故更改、增加或停止手术，应预先与手术室联系。

2. 急诊手术

急诊手术可由值班医师电话通知手术室，同时补填手术通知单，以免发生错误。如急诊手术与常规手术安排冲突时，应优先安排急诊手术。

（七）术前核查

手术医师、麻醉医师、手术室护士三方均应严格执行手术安全核查制度。

（八）设备使用与管理

1. 设备实行定置和目视管理，不得随意挪动。

2. 一切器械设备严格按操作规程使用，定期维护与保养，保持正常备用状态。

3. 手术室内一切器械、设备、物品未经护士长许可不得擅自外借。

（九）岗位纪律

手术室值班人员应坚守岗位，随时准备迎接及配合急诊手术，严禁脱岗。

（十）手术室每日6S

手术结束后，应检查门户、水电、气体是否关闭，设备功能是否正常、是否洁净、是否归位；耗材、器械、标本等是否处置；环境卫生是否达标；手术护理记录是否完备；下一台次手术所用物品、器械等是否已备好。

五、修订依据

1. 中华护理学会手术室专业委员会.手术室护理实践指南.北京：人民卫生出版社，2019。

2. 手术室管理手册.2017（院编）。

六、附件

无。

手术病人交接管理规程

类　别	医院制度—病房管理	文件名称	手术病人交接管理规程		
制定部门	手术室	文件编码	SDSZYY-HLB-062		
制定日期	2012-10-01	生效日期	2012-10-01		
修订日期	2020-05-20	修订次数	3	总页码	4
文件类型	☑修订 □制定	审批人		审批日期	

一、目的

加强手术室与病房、ICU的交接管理，合理规范交接流程，以规范、高效的护理服务保证患者的围手术期安全。

二、范围

适用于手术室、各手术病区及ICU。

三、定义

手术室与病区交接登记是由手术室巡回护士与病房护士或ICU护士共同填写交接登记表，其记录内容为手术患者的基本信息、术前准备、携带物品情况、手术情况、生命体征等动态变化。

四、内容

1.术前通知与接收

手术室巡回护士确认手术患者信息，并通知病房，病房护士确认术前准备已完成。手术室接送人员凭手术通知单到病房接手术患者，提前30分将患者接至手术室。接台手术，巡回护士提前30分钟电话通知病房做准备。

2.接收核对患者信息

接送人员与病房护士共同认真核对手术患者的姓名、性别、床号、住院号、手术名称、手术部位等，并双方共同确认。

3.核查术前准备情况

检查术前准备是否完善，如：手术部位标识、禁食禁饮、灌肠导尿、插胃管、皮肤准备情况。

4.交接术中所需物品及药品

与病房值班护士认真交接需带入手术室的物品，如病历、X线片、特殊用药等并在手术患者交接记录单上签字确认。

5.拒绝接收患者条件

若患者术前准备不完善或病情不允许手术，手术室可拒绝接患者，待完善术前准备完善或是符合手术条件后再由手术室护士接入至手术室。

6.患者接入手术室后，接送人员与巡回护士确认手术患者信息及携带物品。

7.特殊患者接送

接手术患者时，尤其是特殊患者，如：神志不清、严重外伤、休克等随时有病情变化的患者应由至少一名手术医师陪同护送至手术室，以保证患者安全。

8.术后患者回病房

手术结束后，巡回护士应电话通知患者接收病房，确认管路通畅并妥善固定，与接送人员交接患者带入手术室的物品及皮肤情况等，核对无误后在手术患者交接记录单上签名，由手术医师、手术室接送人员共同将患者送回病房。

9.术后患者回ICU

手术结束后患者去向为ICU，巡回护士应电话通知ICU，确认管路通畅并妥善固定，由手术医师、麻醉医师和手术室护理人员共同将患者送往ICU,手术室护理人员与ICU护理人员交接患者带入手术室的物品、皮肤情况及术中特殊情况等，核对无误后双方在手术患者交接记录单上签名。

五、修订依据

1.中华护理学会手术室专业委员会.手术室护理实践指南.北京：人民卫生出版社，2019。

2.手术室管理手册.2017（院编）。

六、附件

1. 手术室与病房、ICU交接流程。

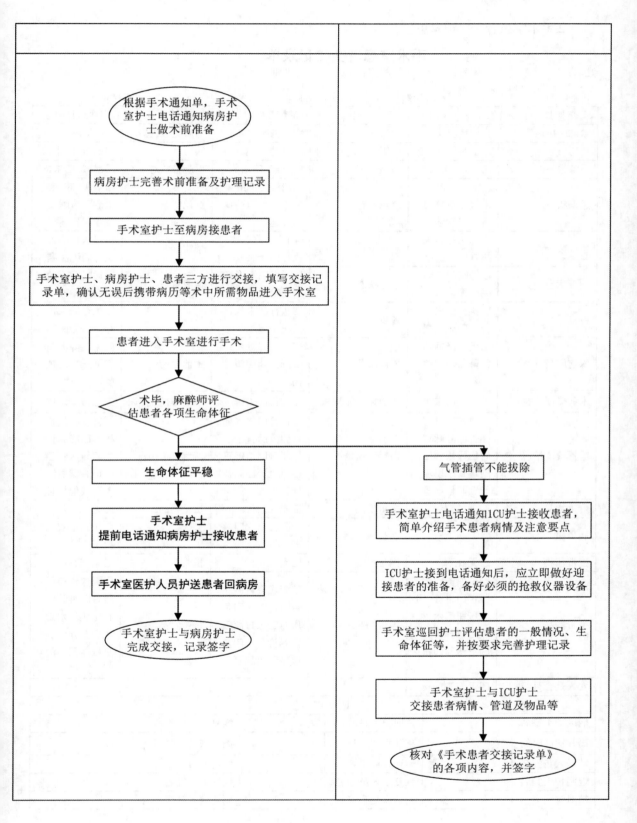

根据手术通知单，手术室护士电话通知病房护士做术前准备

↓

病房护士完善术前准备及护理记录

↓

手术室护士至病房接患者

↓

手术室护士、病房护士、患者三方进行交接，填写交接记录单，确认无误后携带病历等术中所需物品进入手术室

↓

患者进入手术室进行手术

↓

术毕，麻醉师评估患者各项生命体征

生命体征平稳

↓

手术室护士
提前电话通知病房护士接收患者

↓

手术室医护人员护送患者回病房

↓

手术室护士与病房护士
完成交接，记录签字

气管插管不能拔除

↓

手术室护士电话通知ICU护士接收患者，简单介绍手术患者病情及注意要点

↓

ICU护士接到电话通知后，应立即做好迎接患者的准备，备好必须的抢救仪器设备

↓

手术室巡回护士评估患者的一般情况、生命体征等，并按要求完善护理记录

↓

手术室护士与ICU护士
交接患者病情、管道及物品等

↓

核对《手术患者交接记录单》的各项内容，并签字

2.手术室患者交接记录单

手术室患者交接记录单

姓名：　　　　　床号：　　　　　科室：　　　　　性别：　　　　年龄：　　　　住院号：

手术名称：　　　　　　　　　　　　　　　　　　　　　　　手术部位：

手术日期：　　　　　术前体温：　　　　　血压：　　　　　皮试：

交接地点：术前病房/（ICU）		交接地点：麻醉恢复室		交接地点：术后病房/（ICU）	
术前交接内容	完成情况	术后交接内容	完成情况	术后交接内容	完成情况
病历	□已带 □未带	病历	□已带 □未带	病历	□已带 □未带
手腕带核对	□已戴 □未戴	手腕带核对	□已戴 □未戴	手腕带核对	□已戴 □未戴
意识状态	□清醒□麻醉未醒□嗜睡□昏睡□昏迷	意识状态	□清醒□麻醉未醒□嗜睡□昏睡□昏迷	意识状态	□清醒□麻醉未醒□嗜睡□昏睡□昏迷
禁饮禁食	□已执行□未执行□无医嘱	禁饮禁食	□已执行□未执行□无医嘱	禁饮禁食	□已执行□未执行□无医嘱
输液状态	□通畅□不通畅□无输液	输液状态	□通畅□不通畅□无输液	输液状态	□通畅□不通畅□无输液
备皮	□执行□未执行 □无医嘱	备皮	□执行□未执行□无医嘱	备皮	□执行□未执行 □无医嘱
术前服药	□无□降糖药□降压药□镇静药	术前服药	□无□降糖药□降压药□镇静药	术前服药	□无□降糖药□降压药□镇静药
术前排便、排尿	□已排□未排	术前排便、排尿	□已排□未排	术前排便、排尿	□已排□未排
留置管道情况	□胃管□气管插管□静脉置管□导尿管□造瘘管□引流管□其他导管	留置管道情况	□胃管□气管插管□静脉置管□导尿管□造瘘管□引流管□其他导管	留置管道情况	□胃管□气管插管□静脉置管□导尿管□造瘘管□引流管□其他导管
贵重物品	□无 □有	贵重物品	□无 □有	贵重物品	□无 □有
病员服	□无□上衣□裤子	病员服	□无□上衣□裤子	病员服	□无□上衣□裤子
携带药物	□无 □有	携带药物	□无 □有	携带药物	□无 □有
携带物品	□影像资料□腹带□胃管 □负压瓶□水封瓶□营养管 □负压球□镇静泵	携带物品	□影像资料□腹带□胃管 □负压瓶□水封瓶□营养管 □负压球□镇静泵	携带物品	□影像资料□腹带□胃管□负压瓶□水封瓶□营养管□负压球□镇静泵
女人是否月经期	□无 □有				
请您规范签字					
病区护士签名		巡回护士签名		恢复室人员签名	
离开病区时间		离开手术室时间		离开恢复室时间	
转送人员签名		转送人员签名		转送人员签名	
巡回护士签名		恢复室人员签名		病区护士签名	
核对时间		到达恢复室签名		到达病区时间	

手术室病理标本存放送检规程

类　别	医院制度—护理	文件名称	手术室病理标本存放送检规程		
制定部门	护理部	文件编码	SDSZYY-HLB-063		
制定日期	2012-10-01	生效日期	2012-10-01		
修订日期	2020-05-20	修订次数	3	总页码	4
文件类型	☑修订 □制定	审批人		审批日期	

一、目的

为医务人员提供手术标本管理及送检的操作规范，以防手术标本丢失、错误送检等。

二、范围

适用于手术医生、巡回护士、护士站护士、病理科医生、送标本人员。

三、定义

手术标本是指凡是在手术室内实施手术所取下的组织、器官或与患者疾病相关的分泌物、异物等均视为手术标本。

四、内容

1.手术室内标本管理

（1）手术医师和手术室护士必须严格执行标本查对制度及登记制度，严防标本丢失。

（2）病理标本送检单由手术医师按要求逐项填写完整，不得空项。

（3）巡回护士应认真核对患者，按要求备好各种型号标本袋。

（4）标本管理原则：即刻核对，标本产生后器械护士应立即与主刀医生核对标本来源；即刻记录，标本取出并核对无误后，巡回护士即刻在病理标本袋上记录标本名称和数量；及时处理，标本产生后尽快固定或送至病理科处理。

（5）手术台上暂存标本时，器械护士应妥善保管，根据标本的体积、数量、选择合适的容器盛装，防止标本干燥、丢失或污染无菌台。

（6）手术标本不得与清点物品混放。

（7）任何人不得将手术标本随意取走，如有特殊原因，需经主管医生和巡回护士同意，并做好记录。

2.术中快速病理（冰冻切片标本）送检与报告

（1）手术医生需手术前1日与病理科联系预约快速病理检验，若为术中临时决定，由手术医生电话联系病理科医师提出申请。

（2）所需送检标本切下后，巡回护士、器械护士、手术医师三方共同核对，确认送检标本名称和数量，送检类型。巡回护士放入标本袋内并填写标签（患者姓名、性别、住院号、年龄、标本名称、科室、床号、组织离体时间、送检日期）。按手术医师口述在病理标本送检单上填写术中所见，填好后复述一遍，以防出错，病理标本送检单表明"快速病理"，标本袋标示"快速病理"。

（3）巡回护士在"快速病理标本交接本"上详细记录送检日期、科室、患者姓名、住院号、标本离体时间、标本名称、交接时间并签名。将病理标本送检单和病理标本、快速病理标本交接本一起交给手术室护士站护士送至病理科交接并登记签名。

（4）病理科医师发出快速病理报告单，加电话两种方式报告手术医师。如手术医师对报告有异议应直接与病理科医师联系，确认后决定手术方式。

（5）未接到快速病理报告单，严禁将手术患者送出手术间。

3.常规病理标本存放与送检

（1）手术中切下的病理标本，巡回护士、器械护士、手术医师三方共同核对，确认患者基本信息、送检标本名称和数量，送检类型。巡回护士放入标本袋内填写标签（患者姓名、性别、住院号、年龄、标本名称、科室、床号、组织离体时间、送检日期）。

（2）如术中有两个或两个以上的病理标本时（如多组淋巴结等），每取出一组器械护士均应立即交给巡回护士，巡回护士、器械护士、手术医师三方共同核对，巡回护士正确填写标本袋标签，最后集中放在一个大标本袋中。

（3）手术医生手术将手术病理标本浸泡固定，在病理标本送检单上填写术中所见，并在"病理标本交接本"上详细记录送检日期、科室、患者姓名、住院号、标本离体时间、标本固定时间、标本名称并签名，与护士站护士交接，由护士站护士送至病理科交接并登记签名。

（4）周一至周五17:00至次日8:00及节假日的手术病理标本，手术结束后，由手术医生用10%中性福尔马林固定液固定标本，固定液一定要超过组织体积的3～5倍，空腔脏器应剖开，使组织完全浸泡在固定液中，将标本袋口密封，并记录标本固定时间。由手术医生将手术病理标本及病理标本送检单送至护士站，在"病理标本登记本"上详细登记日期、科室、患者姓名、住院号、标本离体时间、标本固定时间、标本名称并签名，并将病理与护士站护士或值班护士再次核对确认并签名。若病理标本处置不合格，应及时与手术医师联系。若有意外情况，应及时向手术科室主任及护士长汇报，根据病理科规定时间送至病理科。

4.护士站护士病理标本送检：标本送检时，使用专用病理标本转运箱与病理标本单一同送检，送检途中要防止标本混淆和丢失。

（1）护士站护士查对标本

1）按照标本登记的顺序，将标本依次摆放。

2）病理单与标本查对。

3）病理单与标本登记本查对。

4）查对标本登记情况，清点送检标本数量，填写"病理标本交接本"并签字，发现标本数量、名称等不符时报告护士长，根据环节认真查找。

（2）与病理科交接标本

1）按照病理标本登记与病理科工作人员一起核对病理标本。

2）病理标本核对准确无误后，病理科工作人员在病理标本交接本上签名。

3)若病理标本处置不合格，应及时与手术医师联系。若有意外情况，应及时向手术科室主任及护士长汇报。

五、修订依据

1.手术室管理手册.2017（院编）。

2.中华护理学会手术室专业委员会.手术室护理实践指南.北京：人民卫生出版社，2019。

六、附件

1. 术中快速标本送检流程。

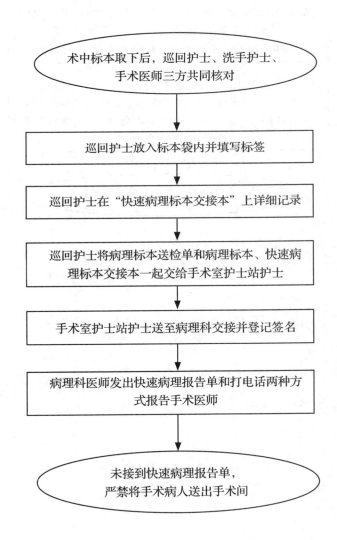

术中标本取下后，巡回护士、洗手护士、手术医师三方共同核对

↓

巡回护士放入标本袋内并填写标签

↓

巡回护士在"快速病理标本交接本"上详细记录

↓

巡回护士将病理标本送检单和病理标本、快速病理标本交接本一起交给手术室护士站护士

↓

手术室护士站护士送至病理科交接并登记签名

↓

病理科医师发出快速病理报告单和打电话两种方式报告手术医师

↓

未接到快速病理报告单，严禁将手术病人送出手术间

2. 手术常规标本送检流程。

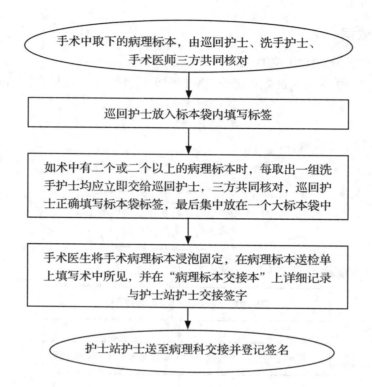

手术中取下的病理标本，由巡回护士、洗手护士、
手术医师三方共同核对

↓

巡回护士放入标本袋内填写标签

↓

如术中有二个或二个以上的病理标本时，每取出一组洗
手护士均应立即交给巡回护士，三方共同核对，巡回护
士正确填写标本袋标签，最后集中放在一个大标本袋中

↓

手术医生将手术病理标本浸泡固定，在病理标本送检单
上填写术中所见，并在"病理标本交接本"上详细记录
与护士站护士交接签字

↓

护士站护士送至病理科交接并登记签名

手术室物品清点规程

类 别	医院制度—特殊岗位	文件名称	手术室物品清点规程		
制定部门	护理部	文件编码	SDSZYY-SSSZD-064		
制定日期	2012-10-01	生效日期	2012-10-01		
修订日期	2020-05-20	修订次数	3	总页码	4
文件类型	☑修订 □制定	审批人		审批日期	

一、目的

为手术医务人员提供手术物品清点的操作规范，以防止手术物品遗留，保障手术患者的安全。

二、范围

适用于各种不同的医疗环境，包括住院手术、门诊手术、日间手术等实施创伤性诊疗的区域。

三、定义

手术清点物品包括手术敷料、手术器械、手术特殊物品。

手术敷料指用于吸收液体、保护组织，压迫止血或牵引组织是纺织物品，包括纱布、纱垫、纱条、宫纱、消毒垫、脑棉片、棉签等。

手术器械指用于执行切割、剥离、抓取、牵拉、缝合等特定功能的手术工具或器械，如血管钳、组织剪、牵开器、持针器等。

四、内容

1.手术前物品清点

（1）手术开始前，洗手护士应对所有器械（包括外来器械）及敷料做全面整理，做到定位放置、有条不紊。与巡回护士在手术开始前、关闭体腔或深部创口前后、缝皮后，对敷料、缝针、器械、各项物品等按顺序逐项清点，如无洗手护士时，巡回护士与手术医生清点。

（2）在清点过程中，洗手护士和巡回护士要精力集中，目光注视清点物品。洗手护士唱点所清点的物品名称、数目及完整性，巡回护士必须复述一遍，确保首次清点准确性，并逐项、即刻、准确的记录在手术清点单上。

（3）清点物品前，巡回护士应将随患者带入手术间的创口敷料、绷带及消毒手术区的纱布彻底清理，于手术开始前全部清出手术间。

2.手术中物品清点

（1）洗手护士应及时收回暂不使用的器械，收回缝线的残端；医生不应自行拿取台上用物，器械、物品不得乱丢或堆于手术区。

（2）深部手术填入纱布、纱垫或留置血管钳，术者应及时告知器械护士，防止遗漏。若手术结束病人体腔内需要填塞纱布、纱垫等物品，需要在清点单上注明种类、数量，并请主刀医生签字确认。

（3）凡术中临时添加的器械或敷料应由巡回、洗手护士即刻清点，无误后方可使用。术中掉落台下的器械、敷料等物品均应及时捡起，放固定地点。未经巡回护士允许，不得拿出手术间外。

（4）手术器械台上的纱布、纱垫仅用于手术台，不可作它用，术中送冰冻标本时严禁使用纱布等清点的物品。

（5）手术开始未清点物品，术中因各种原因扩大手术范围者，应及时清点物品，并按规定清点、核对、登记。

（6）缝针用后及时别在针板上，断针要保存完整，掉在地上的缝针、器械等巡回护士要妥善保存。

（7）手术未结束，洗手护士不得中途换人。特殊情况确需换人时，交接人员按交接制度当面交清并登记签名。

（8）关闭体腔前，手术医生应配合洗手护士进行清点，无误后方可关闭。如清点不清，不得关闭伤口，应立即查找并上报护士长，按相应流程处理。

3.手术结束后物品清点

手术结束后，患者离开手术室前，确认所有手术物品清点无误后，手术患者离开手术间。

五、修订依据

1.中华护理学会手术室专业委员会.手术室护理实践指南.北京：人民卫生出版社，2019

2.手术室管理手册.2017（院编）。

六、附件

1. 手术物品清点流程。

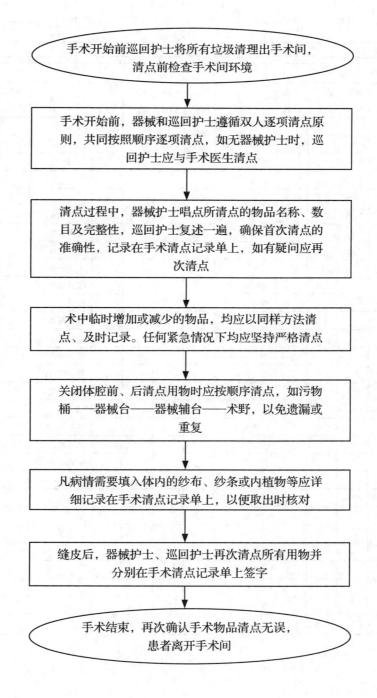

手术开始前巡回护士将所有垃圾清理出手术间,
清点前检查手术间环境

手术开始前,器械和巡回护士遵循双人逐项清点原
则,共同按照顺序逐项清点,如无器械护士时,巡
回护士应与手术医生清点

清点过程中,器械护士唱点所清点的物品名称、数
目及完整性,巡回护士复述一遍,确保首次清点的
准确性,记录在手术清点记录单上,如有疑问应再
次清点

术中临时增加或减少的物品,均应以同样方法清
点、及时记录。任何紧急情况下均应坚持严格清点

关闭体腔前、后清点用物时应按顺序清点,如污物
桶——器械台——器械辅台——术野,以免遗漏或
重复

凡病情需要填入体内的纱布、纱条或内植物等应详
细记录在手术清点记录单上,以便取出时核对

缝皮后,器械护士、巡回护士再次清点所有用物并
分别在手术清点记录单上签字

手术结束,再次确认手术物品清点无误,
患者离开手术间

2. 山东中医药大学附属医院。

手术清点记录单

手术日期＿＿＿＿科室＿＿＿＿病房＿＿＿＿床号＿＿＿姓名＿＿＿性别＿＿年龄＿＿住院病历号＿＿＿＿＿＿

术前诊断＿＿＿＿＿＿＿＿＿＿＿＿＿＿＿＿＿＿手术名称＿＿＿＿＿＿＿＿＿＿＿＿＿＿＿＿＿＿＿

药物过敏史 有＿＿＿无＿＿＿ 入室时间＿＿＿＿＿＿＿ 出室时间＿＿＿＿＿＿＿ 手术间＿＿＿＿＿

无菌包检测：合格（指示卡贴于背面）													
品名	术前清点	关前核对	关后核对	缝皮肤后	品名	术前清点	关前核对	关后核对	缝皮肤后	品名	术前清点	关前核对	关后核对	缝皮肤后
纱布					棉条					KD卷				
纱垫					棉片					棉球				
缝针					纱球					棉签				
线轴					寸带									
器械名称	术前清点	关前核对	关后核对	缝皮肤后	器械名称	术前清点	关前核对	关后核对	缝皮肤后	器械名称	术前清点	关前核对	关后核对	缝皮肤后
直纹钳					直角钳					线锯（套）				
弯纹钳					考卡钳					半月板刀				
小弯钳					剥脱器					半月板拉钩				
中弯钳					骨膜剥离器					吸引器头				
大弯钳					粘膜剥离器					椎板拉钩				
艾利斯					刮匙					神经拉钩				
针持					骨撬					髓核钳				
巾钳					钥匙					椎板咬骨钳				
海绵钳					钻头					棘突咬骨钳				
刀柄					骨钻					肩胛拉钩				
剪刀					三爪					肋骨剪				
短牙镊					持骨器					肺叶钳				
短平镊					咬骨钳					血管夹				
长柄镊					骨凿					胆囊探子				
皮拉钩					锤子					胆囊刮匙				
甲状腺拉钩					螺丝刀					取石钳				
腹腔拉钩					曲板器					电刀头				
S拉钩					老虎钳					特殊器械				
自动拉钩					复位钳									
压肠板					截骨护板									
肠钳					板锯									
米氏钳					骨锉									
手术室器械护士签名：			巡回护士签名：				接班者签名：							
备注：													

产房工作规程

类 别	医院制度—临床管理	文件名称	产房工作规程	
制定部门	护理部	文件编码	SDSZYY-HLB-065	
制定日期	2015-05-01	生效日期	2015-05-01	
修订日期	2020-05-20	修订次数	3	总页码	3
文件类型	☑修订 □制定	审批人		审批日期	

一、目的

完善产房工作流程，加强人员配备管理，保障孕产妇及新生儿的安全管理

二、范围

产科所有医护人员。

三、定义

无。

四、内容

（一）产房工作制度

1.在科主任及护士长领导下，由护士长负责管理各项护理工作。工作人员进产房前应更换刷手服、拖鞋，戴好口罩、帽子，非本室工作人员未经允许，禁止入内。

2.分娩室值班人员分工明确，责任到人，应严密观察产程，及时给予产妇心理支持及指导，以防发生意外。在产妇产程中，如有异常情况及时报告上级医师，并积极配合医师做好抢救工作。

3.严格执行交接班制度。对产妇进行严格床头交接，交接清楚。接班者常规监测血压、听胎心等；所有药品、物品交接清楚，记录并签字。

4.工作人员工作态度严肃认真，对产妇应体贴、关怀，注意保护性医疗制度。

5.所有无菌物品应有消毒日期及有效期，各类物品要定物、定位、定量放置，专人负责，随时整理、消毒，及时补充。

6.药品及急救设备，设专人管理，定期检查、维修、补充及更换，保证功能完好，工作人员应熟练掌握其使用方法。

7.产房内一切物品不能随意带出，器械、物品不得外借，特殊情况必须外借时，需经科主任签字同意，并做好借用记录。

8.新生儿出生后抱给产妇辨认性别，并戴好双腕带，按新生儿足印，产妇手印，认真核对，产后半小时内对新生儿进行早吸吮、早接触、早开奶。

9.接产后接生人员及时、准确填写各项记录。

10.未考取《母婴保健技术合格证》者，应由指导老师或者护士长负责指导接生，并在分娩记录、分娩登记本上双签名。

11.产后观察2小时，若无异常护送母婴返回病房，与病房护士共同检查、核对新生儿性别、腕带标识及产妇情况。

12.遇有急诊产妇（未知感染系列化验结果），分娩后器械、被服等单独消毒处理，患肝炎等传染病产妇，应在隔离产房分娩。

（二）产房消毒隔离标准

1.产妇需更换病员服、拖鞋入内，产妇家属更换一次性手术衣或观察衣、拖鞋，戴好口罩、帽子。所用物品一人一用一消毒。

2.产房内每日要进行全面清洁、消毒，无菌区域每日用500mg/L的84消毒液擦拭2次，各室每日紫外线消毒2次，空气消毒3次，每次60分钟。室温保持在24～26℃，相对湿度50%～60%。

3.分娩室内备无菌包，摆放整齐，物品超过有效期须重新灭菌。产包打开30～60分钟未使用者须重新更换，器械、敷料重新灭菌。无菌持物钳、棉球罐每4小时更换一次。

4.分娩结束后，及时清洁、消毒、整理产床及各种物品，室内进行通风。接生器械用清水冲洗干净，送供应室消毒。一次性物品装黄色垃圾袋集中处理。

5.凡患传染病的产妇按隔离产妇处理。接生器械浸泡于2000mg/L的84消毒液中60分钟后取出送供应室消毒后备用。一次性物品装入双层黄色塑料袋内焚烧。产床及各物表、地面均用1000mg/L的84消毒液擦拭消毒，检测合格后方可使用。胎盘按传染性病理性医疗垃圾进行相应处理。

6.严格执行室内各种管理规定、无菌技术操作原则和安全管理制度，做到无差错事故、无交叉感染发生。

7.助产人员严格熟练掌握接产技术，产后会阴切口感染率控制在0.5%以下。

8.每月进行物体表面细菌监测，每季度做手部细菌监测及空气培养，每天检测84消毒液，紫外线灯定期监测，每周擦拭一次。

（三）死胎、死婴处置

1.在分娩过程中产生死胎、死婴时，医师应填写《死胎、死婴处理知情同意书》，由产妇或其委托人签字确认后处理。患传染性疾病的，不得交由产妇带回，应按规定进行无害化处置。

2.严格履行告知义务，保障产妇的知情权。医护人员应当告知产妇及其家属对死婴、死胎处理的相关规定，并填写相关登记。

3.各种原始记录、告知书、交接单、各项登记等必须及时、准确、完整，去向明确，可追溯，并有各方签字确认。

4.严禁死婴、死胎按医疗废弃物处理，有殡葬专管人员统一处理。

（四）胎盘处置

1.分娩后的胎盘，尊重孕妇及家属的意愿选择处置方式。

（1）自行处置。

（2）由医院处理。

（3）有关医学检测结果为阳性，按照国家规定由医院处置，并于经阴分娩知情同意书或者剖宫产知情同意书上签字。

2.助产士根据孕妇及家属签署的选择方式处置胎盘。

3.选择"自行处置"方式的胎盘，装入黄色医疗垃圾袋内，由值班人员当面交与家属，交接清楚后双方在《胎盘登记本》共同签名确认（签名的同时必须将胎盘交与家属，禁止先签字后胎盘随产妇回病房）。

4.选择"由医院处理"方式的胎盘，值班助产士装入黄色医疗垃圾袋内，封口，向家属确认，交代清楚后双方在《胎盘登记本》上共同签名确认，放入暂时存放胎盘的箱子内，待统一处理。

5.有关医学检测结果为阳性或无病毒检测化验单产妇的胎盘，由医师向产妇及家属说明情况，由助产士将胎盘用双层黄色医疗垃圾袋包装，封口，贴上特殊感染标识的标签，放入暂时存放胎盘的箱子内，待统一处理。

（五）新生儿身份识别

1.新生儿顺产或剖宫产娩出后，由助产士让产妇确认新生儿性别，留取产妇手印和新生儿足印。

2.严格执行腕带识别制度，同时在使用"腕带"时，必须进行双人核对，使用双腕带管理。认真核对产妇姓名、新生儿出生日期、时间、性别、体重、身长与新生儿出生记录是否一致。

3.新生儿沐浴回病房时，须核对母亲床头卡、床号、母亲姓名，母婴核对无误后再入母婴同室。

4.若遇腕带遗失者，必须由两位医务人员一起将新生儿与病历仔细核对，并上报护士长，在体征确实符合，相邻新生儿无误情况下，征得护士长同意后可并做好记录补上腕带。

五、修订依据

1.《医院感染管理办法》（中华人民共和国卫生部令48号）。

2.《山东省出生医学证明管理办法》2019-10。

3.国务院《医疗废物管理条例》[L].2011-01-08。

4.《医疗机构环境表面清洁与消毒管理规范》WS/T512-2016。

5.《三级综合医院评审标准（2011年版）》（卫医管发〔2011〕33号）。

六、附件

无。

消毒供应中心工作规程

类　别	医院制度—特殊岗位	文件名称	消毒供应中心工作规程		
制定部门	护理部	文件编码	SDSZYY-HLB-066		
制定日期	2015-04-01	生效日期	2015-05-01		
修订日期	2020-05-20	修订次数	3	总页码	3
文件类型	☑修订 □制定	审批人		审批日期	

一、目的

加强消毒供应中心制度化、规范化管理，保证工作正常有序，为临床提供合格的灭菌物品。

二、范围

消毒供应中心全体工作人员

三、定义

无

四、内容

（一）工作区域要求

消毒供应中心分工作区和辅助区,工作区划分为去污区、检查包装及灭菌区、无菌物品存放区,各区设有实际屏障。物品流向应遵循由污到洁的原则,不交叉、不逆流；空气流向应遵循由洁到污的原则。去污区保持相对负压，检查、包装及灭菌区和无菌物品存放区保持相对正压。

（二）职业安全防护

严格执行消毒隔离制度，执行手卫生及职业安全防护，达到人员、物表和环境的安全。CSSD人员防护着装要求应符合规定。控制外来人员出入，非本科室工作人员未经许可严禁入内；各区工作人员严禁跨区。凡进入消毒供应中心人员，必须严格遵守消毒供应中心规章制度，三区出入流程和防护标准。

（三）设备管理

消毒供应中心应根据工作需要，配备合理的清洗消毒灭菌设备及配套设施，专岗管理。严格遵守各清洗、灭菌设备仪器操作规程，每日对设备、仪器进行清洁保养，定期检修。压力容器操作人员须经过国家相应机构培训考核合格，并具有相应特种设备操作资格。熟练掌握各类突发事件的应急预案，保证安全生产。

（四）环节质量管理

1.工作人员应掌握各类器械与物品的性能、用途,保证其完整性及功能良好并遵循标准预防的原则进行清洗、消毒、灭菌。

2.应采用目测或使用带光源放大镜对干燥后的每件器械、器具和物品进行检查。器械表面及其关节、齿牙处应光洁，无血渍、污渍、水垢等残留物质和锈斑；功能完好，无损毁。清洗质量不合格的，应重新处理；器械功能损毁或锈蚀严重，应及时维修或报废。

3.带电源器械应进行绝缘性能等安全性检查。

4.包装前应依据器械装配的技术规程或图示，双人核对器械的种类、规格和数量。器械包重量不宜超过7 kg,敷料包重量不宜超过5 kg。器械敷料包不宜超过30 cm×30 cm×50 cm。

5.灭菌物品包装的标识应注明物品名称、包装者等内容。灭菌前注明灭菌器编号、灭菌批次、灭菌日期和失效日期等相关信息。标识应具有可追溯性。

6.回收、包装、发放时，严格执行双人查对制度，确保工作环节准确无误。

7.对清洗、消毒、灭菌的操作过程及质量的日常监测和定期监测进行记录，记录应客观、真实，具有可追溯性。

（五）无菌物品管理

接触无菌物品前应洗手或手消毒。灭菌后物品应分类、分架存放在无菌物品存放区。一次性使用无菌物品应去除外包装后，进入无菌物品存放区。物品放置应固定位置，设置标识。消毒后直接使用的物品应干燥、包装后专架存放。无菌物品发放遵循"先进先出"原则。发放时应确认无菌物品的有效性和包装完好性。应记录无菌物品发放日期、名称、数量、物品领用科室、灭菌日期等。保证日常周转物品和急救物品储备量，做到无菌物品供应及时，满足临床需要。

（六）6S检查

每位员工自查：坚持每日6S管理10分钟活动。按照建立的"6S维持管理基准卡"，认真执行"6S维持管理点检表"，每日工作结束后进行安全检查：门窗、水源、电源、蒸汽、压缩空气及各种管路，设备、仪器、空调、电梯等是否关闭；消防通道是否通畅；各区物品摆放是否归位；区域环境卫生是否达标。让6S管理常态化、标准化、习惯化。

（七）不良事件处理

健全不良事件预防及主动报告制度，落实持续质量改进，提高风险控制能力。发生不良事件时，工作人员应立即报告护士长，护士长及时组织人员进行资料收集，调查事件发生过程，运用科学分析的方法，找出根本原因，制定整改措施并组织实施。按照质量追溯管理制度和医院相关规定，24小时内通过网络系统，报告主管部门及医院感染办公室，立即采取有效措施。

（八）临床沟通

加强与临床科室沟通,定期发放满意度调查问卷，收集意见及建议,分析并制定整改措施，提高工作及服务质量。

五、修订依据

1. 中华人民共和国卫生行业标准,医院消毒供应中心第一部分：管理规范WS310.1-2016.

2. 中华人民共和国卫生行业标准,医院消毒供应中心第二部分：医院清洗消毒灭菌技术操作规范WS310.2-2016.

3. 中华人民共和国卫生行业标准,医院消毒供应中心第三部分：医院灭菌监测技术规范 WS310.3–2016.

六、附件

无。

血液透析室工作管理规程

类　别	医院制度—特殊岗位	文件名称	血液透析室工作管理规程		
制定部门	护理部	文件编码	SDSZYY-HLB-067		
制定日期	2012-08-01	生效日期	2012-08-01		
修订日期	2020-05-01	修订次数	2	总页码	4
文件类型	☑修订 □制定	审批人		审批日期	

一、目的

规范血液净化操作，保障医疗护理质量和患者安全。

二、范围

血液透析室所有护理人员。

三、定义

无。

四、内容

（一）血液透析室结构布局

血液透析室合理布局，清洁区、半污染区、污染区及其通道必须分开。必须具备的功能区包括：清洁区——医护人员办公室和生活区、水处理间、配液间、清洁库房；半污染区——准备室（治疗室）；污染区—透析治疗间、候诊室、污物处理室等，同时设置更衣室，接诊室、独立卫生间等。

（二）血液净化护理人员资质

1.血液透析室设护理负责人，负责各项规章制度的督促落实和日常管理。三级医院护理负责人应具有中级及以上专业技术职务任职资格，接受血液净化专科护士培训，且具备1年以上透析护理工作经验。

2.血液透析室护士必须取得护士执业证书，必须在三级医院接受血液净化护理专业培训3个月以上经考核合格后方可上岗。

3.应根据血液透析机和患者数以量及透析室布局等，合理配备护士数量。每名护士每班次负责治疗和护理的患者应相对集中，数量不超过5名透析患者。采用集中供透析液全自动透析系统时，护士每班次管理的患者数量可适当增多，但不超过6~8患者。开展连续性肾脏替代治疗的血液透析室，每台机器至少配置1~2名专职护士。

4.血液透析室护士按照医嘱执行医疗方案，观察患者情况及机器运行状况，严格执行核对制度、消毒隔离制度、无菌操作原则和各项技术操作规程。

（三）血液透析患者治疗前准备

1.患者知情同意

告知患者血液透析可能带来的血源性或呼吸道传染性疾病感染的风险，要求患者遵守血液透析室消毒隔离、定期监测等传染病控制的相关规定，并签署透析治疗知情同意书。

2.首次透析前的基本检查项目

（1）首次开始血液透析的患者、由其他血液透析室（中心）转入或近期接受血液制品治疗的患者必须在透析治疗前进行乙型肝炎病毒、丙型肝炎病毒、梅毒螺旋体及艾滋病病毒标志物（包括抗原和/或抗体）的检测，推荐同时检测HBV–DNA 和 HCV–RNA。保留原始记录，登记患者检查结果。

（2）首次开始血液透析的患者、由其他血液透析室（中心）转入、既往或现患肺结核的患者，应进行胸部 X 线和/或肺部 CT 以及结核感染标志物检查。

3.呼吸道传染病疫期内，透析前应检测患者体温，发热患者应进行相关呼吸道传染病检查。

4.建立患者病历档案，在排班表、病历及相关文件上对合并传染性疾病的患者作明确标识。

5.宣教：教育患者遵守透析室规章制度，积极配合医护人员工作，保障就诊和治疗有序。

6.保持透析等候区、更衣室环境安静和整洁。

7.患者等候区应保持地面清洁、防湿滑，不得摆放杂物，避免患者跌绊。

8.设置有清晰的挂号、就诊、收费、取药、化验和辅助检查等诊治流程的提示板。

9.在人群集中高峰时段，安排专人进行疏导和管理。

（四）医护人员准备

1.工作人员上岗前应掌握和遵循血液透析室(中心)感染控制制度和规范。

2.工作人员从专门的工作人员通道进入血液透析室，在更衣室更换干净整洁工作服。

3.进入工作区，应先洗手，按工作要求穿戴个人防护设备，如手套、口罩、工作服等。

4.个人防护装备的使用：医护人员在执行可能暴露于血液、体液的操作（血管穿刺及血管通路连接与断开等操作）时，应遵循标准预防的个人防护装备使用要求，合理选择所需的个人防护装备，如防水围裙、面屏或护目镜等。

5.医务人员操作中应严格遵循手卫生的要求。

（五）血液透析治疗过程中的规范化操作

1.患者进行血液透析治疗时应当严格限制非工作人员进入透析治疗室/区，保持各工作间清洁、安静、安全，原则上一律谢绝探视，陪人、家属未经责任护士许可不得入内。

2.以中心静脉导管或移植物导管作为血管通路的患者，血管通路的连接和断开均应进行无菌操作技术。

3.进入患者组织、无菌器官的医疗器械、器具和物品达到灭菌水平。

4.接触患者皮肤、黏膜的医疗器械、器具和物品达到消毒水平。

5.各种用于注射、穿刺、采血等有创操作的医疗器具一人一用一灭菌。

6.一次性使用的医疗器械、器具（包括注射器等）不得重复使用。

7.血液透析室（中心）使用的消毒药械、一次性使用医疗器械和器具应当符合国家有关规定。急救仪器设备物品齐全，分类放置，专人管理、定点放置、每月清点、维护，用后及时补充，仪器设备定时检查维护性能完好处于备用状态，并记录。

8.治疗药品配制

（1）治疗过程中所需的肝素溶液、低分子肝素制剂、红细胞生成刺激剂、铁剂等药品的配制，必须在治疗室进行配制。

（2）医护人员进入治疗室，应衣帽整洁、戴口罩，严格执行无菌操作原则。

（3）每次配药前先对治疗台面进行清洁消毒擦拭，确保治疗台面干净整洁。

（4）药品配制前后应二人查对并签名；药品使用前应再次进行查对。

（5）根据医嘱仔细核对药名剂量，检查效期、有无破损变色渗漏沉淀等，严格执行无菌原则，保证用药安全性。

（6）各种一次性使用医疗物品应遵循一人、一穿刺针、一注射器和一次性丢弃原则。

（7）摆药、配药后产生后的垃圾及时分类处理，不得存放在治疗室。

（8）配制后的药品直接送至每位患者的透析单元，标识清楚，一人一用。已经进入透析治疗室/区的药品不可返回进入治疗室。

（9）指定患者配制的、已进入透析单元的未使用药品不能用于其他患者。

（10）所有接触过患者的一次性使用物品直接丢弃，所有接触过患者的可复用物品如治疗车、托盘、仪器等必须经过清洁、消毒后才可再次进入治疗室。

9.护理人员必须具有高度责任心，坚守工作岗位，工作期间，责任护士不得离开病人，如有特殊情况需由其他责任护士代管，找有资质的护理人员代管并做好交接班，代管期间发生的问题由代管责任护士负责。工作期间禁止在血液透析间干与工作无关的事情。

10.护理人员严格按照护理常规和操作规程履行护理工作职责，在接诊、透析器摆放、血管路预冲、上下机、用药等环节严格执行查对制度，防止差错事故的发生。

11.治疗过程中，护士应密切观察治疗情况、病情变化、机器运转情况，如有病情变化及时处理，必要时通知上级医师。

12.对于需要紧急血液透析治疗、且血源性传染疾病标志物检测结果尚未回报的患者，可安排用于急诊的血液透析机治疗，透析结束后对血液透析机表面和内部进行严格消毒。

13.对可能发生的意外事件（如停水、停电等）制定应急预案，每季度组织培训，做到意外发生及时启动应对措施并有效处理，避免发生医疗纠纷。

（六）工作人员职业安全防护

1.工作人员上岗前应掌握和遵循血液透析室(中心)感染控制制度和规范。

2.建立工作人员健康档案，定期（原则上至少 1 次/年）进行健康体检以及乙型肝炎病毒、丙型肝炎病毒、梅毒螺旋体和艾滋病病毒标志物监测，并管理保存体检资料；建议乙型肝炎病毒易感（HBsAb 阴性）的工作人员注射乙型肝炎病毒疫苗。

3.工作人员遇锐器伤后处理应遵循《血源性病原体职业接触防护导则》GBZ/T 213 的要求处理。

（1）紧急处理办法：从近心端向远心端挤出伤口部位的血液，避免挤压伤口局部，尽可能挤出损伤处的血液，再用流动水冲洗(黏膜用生理盐水反复冲洗)，然后用碘伏或其他消毒液（如75%乙醇）进行消毒并用防水辅料包扎伤口。

（2）填写《医务人员职业暴露登记表》，交感染管理办公室备案。

（3）锐器伤后传染病预防措施

1）被HBV阳性患者血液、体液污染的锐器刺伤

①未接种乙型肝炎病毒疫苗者，应注射乙型肝炎病毒免疫球蛋白和接种疫苗；

②接种过疫苗、并且HBsAb阳性者，无需处理；

③接种过疫苗、并且HBsAb阴性者，应注射乙型肝炎病毒免疫球蛋白和接种疫苗。

④乙肝病毒感染状况不明确，应注射乙型肝炎病毒免疫球蛋白和接种疫苗，同时检测乙肝病毒血清学标志，根据结果确认是否接种第2、3针乙肝疫苗。建议在最后一剂疫苗接种1~2个月后进行病毒抗体追踪检测。

2）被HCV阳性患者血液、体液污染的锐器刺伤，目前不推荐采用接触后预防性药物治疗。建议于接触4~6个月后进行丙肝抗体和丙氨酸转氨酶基线检测和追踪检测。

3）被HIV阳性患者血液、体液污染的锐器刺伤，应有专业人员对暴露级别进行评估，根据暴露级别和病毒的载量水平，咨询专业医师考虑是否进行预防性治疗。

（七）监管

1.科室

科室的负责人、护士长负责本科室日常工作的监管。

2.职能部门

医务处、护理部每月监管科室工作的管理情况。

五、修订依据

1.《医疗机构血液透析室基本标准》（2019年修订）。

2.《医疗机构血液透析室管理规范》（2019年修订）。

3.《血液净化标准操作规程(2020版)》。

4.《血源性病原体职业接触防护导则》GBZ/T 213（2008修订）。

六、附件

无。

消化内镜室工作规程

类 别	医院制度—特殊岗位	文件名称	消化内镜室工作规程		
制定部门	护理部	文件编码	SDSZYY-HLB-068		
制定日期	2012-01-01	生效日期	2012-05-01		
修订日期	2020-05-20	修订次数	3	总页码	3
文件类型	☑修订 □制定	审批人		审批日期	2020-09-01

一、目的

规范管理，确保患者诊疗过程安全。

二、范围

消化内镜室所有医护人员及患者。

三、定义

无。

四、内容

（一）工作要求

1.接诊病人要做到首诊负责制，要密切结合临床，注意患者的轻、重、缓、急；对急、重症患者优先诊疗，确保"急诊绿色通道"。需预约时间的检查应详细交待术前注意事项。

2.认真履行岗位责任制和各类人员职责，做到既有明确的分工，又能充分的协调与配合。

3.严格执行各项操作规程、规章制度（如内镜的操作规程、内镜清洗消毒规程、内镜质控措施、内镜消毒监测及保养维护等）。

4.接诊病人时，要查问病史，查体，审查申请单是否符合规范，掌握禁忌症；内镜诊疗时应认真负责、疑难病要会诊讨论。操作力求精巧、细致、全面，严防并发症。

5.术后按规范对内镜进行清洗消毒；按规范及时填发报告，对做黏膜活检病理者，术后应亲自过问病理检查结果，以便修正最初的诊断，必要时可进行复查，或作其他检查，直至明确诊断为止。

6.归档保管好各种检查记录，未经批准的各种医疗检查记录及登记不得借出。

（二）消毒隔离管理

1.设诊疗区、清洗消毒区、清洁区、候诊区。

2.保持室内清洁，操作结束后严格进行消毒处理。

3.内窥镜室工作人员必须受过预防医院感染相关知识的培训，包括内窥镜的清洁、消毒或灭菌、使用中消毒剂浓度的监测、记录和保存、个人防护措施等。

4.进入人体无菌组织或器官的内窥镜如脑室镜、胸腔镜、腹腔镜、关节镜等必须灭菌。消化道内窥镜、呼吸道内窥镜、阴道镜等必须消毒；活检钳应灭菌处理。

5.用后的内窥镜及附件应立即去除表面污染，清除管道中的血液、粘液及活检孔和抽吸孔内的残留组织，洗净的内窥镜应沥干水份后再进行消毒。

6.内窥镜的消毒须使用高效的消毒剂，消毒后用无菌蒸馏水充分冲洗。内窥镜、活检钳的灭菌用环氧乙烷或2%戊二醛浸泡10小时。

7.消毒后的内窥镜，储存前先干燥处理，再悬挂保存于无菌柜内。

8.操作和清洗内窥镜时应穿防渗透工作外衣，戴橡胶手套，有条件的医院可配备防护镜和面罩，工作人员应接种乙肝疫苗。

9.每日监测使用中消毒剂的有效浓度，记录保存，低于有效浓度立即更换。

（三）清洗消毒灭菌管理

1.内镜室内要合理分区：应分为清洁区、诊疗区、清洗消毒区、候诊区等；不同部位内镜诊疗应分室进行，不同部位内镜的清洗与消毒设备应分开并分室进行。

2.使用符合卫生资质标准的消毒液及专用消毒工具，并应按规范进行使用、检测与登记。

3.严格遵守内镜及附件的清洗消毒与灭菌原则。对穿破粘膜的内镜附件如活检钳等须灭菌；对进入人体消化道的胃肠镜要高水平消毒。

4.严格按内镜及附件的清洗消毒步骤、方法及要点进行操作。如当天工作前对要使用的内镜再次消毒；每检诊一位病人要按规范（擦拭、水洗、酶洗、清洗、消毒、冲洗、干燥）程序清洗消毒。当日不再继续使用的内镜行终末消毒。内镜附件如活检钳等在按规范清洗、干燥的基础上行灭菌处理。

5.规范清洗、消毒及使用内镜诊疗相关用品：治疗单、检查床单、枕套、口圈、弯盘、活检钳、内镜注水瓶及用水、注射器及注射用水、清洗纱布、吸引瓶与吸引管、清洗槽、酶洗槽、冲洗槽、内镜贮存柜。

6.工作人员在操作、消毒内镜时应做好个人防护。

（四）消毒灭菌效果监测及登记要求

1.内镜室要做好内镜清洗消毒的登记工作，登记内容包括病人姓名、使用内镜型号、清洗时间、消毒时间、清洗人等事项。

2.消毒剂尝试必须每天定时监测并做好记录。保证消毒效果。

3.消毒后的内镜应当每季度进行生物学监测并做好记录。消毒后的内镜合格标准为细菌总数（20cfu/件），不能检出致病菌；灭菌后的内镜合格标准为无菌。

4.监测方法

（1）采样方法：监测采样部位为内镜的内腔面。用无菌注射器抽取10 mL含相应中和剂的缓冲液，从待检内镜活检口注入，用15 mL无菌试管从活检出口收集，及时送检，2小时内检测。

（2）菌落计数。

（3）致病菌检测。

（五）仪器维保要求

内镜是一类精密、贵重的光学和电子仪器，使用过程中必须严格遵守操作规程，切实执行其保养维护制度，具体做到严、查、细、净、冲、存。

1.严：即严格的管理制度。建立仪器的操作规程，建立仪器的使用维修登记档案，并由专人负责；禁止不熟悉仪器性能者使用仪器。

2.查：即术前要对电路各部分及仪器各部件集资细致检查，看电路、导线接触是否良好，电压是否合乎要求，仪器各部件性能是否正常，内镜是否有渗漏现象。使用中要严格按仪器操作规程使用；使用后要依次关掉各电源开关，最后要加盖仪器防尘罩。

3.细：即细致。在进行安装、操作、洗涤内镜时须轻拿、轻放、轻取轻操作；洗涤内镜时要稳当，切勿让内镜碰撞与过度扭曲，以免损坏内镜。

4.净：即洁净。内镜及其附件要严格按清洗消毒规范要求清洗消毒或灭菌储存。

5.冲：即冲洗。内镜及附件在"净"的基础上，为了防止气水堵塞，要尽可能多冲洗送气、送水管道。对做完胃潴留、肠道清洁不良、消化道出血、活检患者、内镜检诊时间较长者务必彻底进行冲洗。

6.存：即保存。内镜使用后要规范保存。要求当天使用后，内镜均要在彻底清洁、消毒、干燥、保养（测漏、头端无水酒精擦拭、镜身无水酒精擦拭、按钮上油等）后储存于专用内镜柜（悬挂、稳妥），并定时开启紫外线消毒。

五、修订依据

无。

六、附件

无。

跌倒/坠床管理规程

类　别	医院制度—病房管理	文件名称	跌倒/坠床管理规程		
制定部门	护理部	文件编码	SDSZYY-HLB-069		
制定日期	2012-01-01	生效日期	2020-05-01		
修订日期	2017-07-01	修订次数	2	总页码	9
文件类型	☑修订 □制定	审批人		审批日期	

一、目的

准确评估患者跌倒风险，落实预防措施，减少跌倒的发生，保障患者安全

二、范围

全院职工、医学学员、患者、来访者。

三、定义

跌倒：是指突发、不自主的、非故意的体位改变，倒在地上或更低的平面上。

跌倒分类：按照国际疾病分类(ICD-10)分为两类，一是从一个平面至另一个平面的跌落；二是同一平面的跌倒。本制度中的跌倒包含坠床的含义。

四、内容

（一）跌到坠床防范制度

1.人员职责

（1）全院人员：协助保持环境安全、防止跌倒的发生，对跌倒患者进行正确处理和上报。

（2）护理人员：准确及时评估患者跌倒的风险，对低、高风险患者给予告知并落实相应的措施。

（3）医疗人员：对高风险患者采取有效的干预措施。

（4）保洁员：保持地面干燥，拖地或地面潮湿时放置警示标识，通道无障碍物。

（5）药学人员：对易跌倒药物进行界定和警示。

（6）质控人员：对高风险患者防止跌倒措施落实的依从性及患者跌倒事件进行监控、分析反馈和改进。

2.进行跌倒/坠床风险评估，识别有风险患者

（1）跌倒评估工具及风险分级

1）成人(＞14岁)使用《Mose跌倒、坠床风险评估量表》进行评估。总分≤24分为无风险，25～44分为低风险，≥45分为高风险。

2）儿童(≤14岁)使用《humpty患儿跌倒坠床评估量表》进行评估。评分7～11分为低风险，≥12分为高风险。NCU自动列入高风险患儿。

（2）评估时机和频次

1）首次评估：患者入院、转科、手术后进行评估。

2）再次评估：初次评估后高风险患者需每日进行再评估，无风险、低风险人患者每周进行1次再评估。需要再次评估的情况：

①病情变化，如手术后疼痛、意识、活动、自我照护能力等改变时；使用影响意识、活动、易导致跌倒的药物，如麻醉药、抗胆碱药、抗高血压药、镇静催眠药、抗癫痫抗痉挛药、缓泻药、利尿脱水药、降糖药、抗过敏反应药阿片类止痛药、抗抑郁抗焦虑药、抗精神病药药物时。

②转病区后。

③发生跌倒或坠床事件后。

④特殊检查治疗后。

3.跌倒/坠床的预防措施

（1）标准预防干预措施

1）环境

①保持病区、洗手间地面清洁干燥。淋浴时有人陪伴。如遇雨雪天气地面湿滑，各出入口放置防滑垫。

②光线要充足，提供足够的照明，夜晚开地灯。

③走廊以及卫生间安装扶手。

④及时清除病房、床旁、通道及卫生间障碍，保持通道畅通。

⑤如遇雨雪天气地面湿滑门诊大厅各出入口放置防滑垫，保洁人员及时清扫地面水渍。

2）设施

①教会患者或患者家属使用床头灯及呼叫器，放于可及处，及时回应患者的呼叫。

②病床高度合适，患儿应使用床栏，将日常物品放于患者易取处。

③所有带轮子的床、轮椅、平车都要有锁定装置使用前应检查锁定装置功能是否正常。患者坐轮椅时要使用安全带；转运时必须拉起床栏或平车护栏，系好平车上的安全带。

3）患者及家属教育

①穿舒适的防滑鞋及衣裤，为患者提供步态技巧指导，湿性拖地后避免不必要走动。睡前少饮水，起床采取渐进坐起、渐进下床的方法。

②教育患者需要任何协助时，主动寻求工作人员的帮助，如厕时如有紧急情况，按厕所内的紧急呼叫按钮呼叫工作人员。

③教育患者在行走时出现头晕、双眼发黑、下肢无力、步态不稳等情况时，立即原地坐/蹲下或靠墙，呼叫工作人员帮助其他需要任何协助时，主动寻求医务人员的帮助。

④教育患者看护儿童，勿在通道上跑动或在候诊椅上过度玩耍。

⑤教育家属扶好孕妇、老人注意周围环境及走动的人群，避免碰撞跌倒。

（2）高风险患者跌倒/坠床预防措施。

1）向患者/家属签署《住院患者/患儿预防跌倒/坠床告知书》。

2）执行基础护理及跌倒、坠床标准预防性干预措施。

3）尽量将患者安置距离护士站较近病房，加强对患者夜间巡视。

4）通知医生患者的高危情况并进行有针对性的治疗。

5）将两侧床栏全部抬起，在患者下床活动时家长或监护人照护，需要协助时要呼叫求助。

6）如患者神志障碍，必要时限制患者活动适当约束，家属参与照护。

7）加强营养，定期协助患者排尿、排便。

8）如家长或监护人要离开，要求家长必须通知护士，护士负责照护，直到家长或者监护人回来。

4.警示标识

（1）容易发生跌倒/坠床的高危患者，床头悬挂"小心跌倒/坠床"警示牌。

（2）如外出检查，可用贴纸、挂臂章等警示标志，提醒工作人员及照顾者注意。

5.跌倒/坠床伤害程度分级

0级：没有受伤。

1级：轻微伤，包括擦伤、瘀伤、不需缝合的撕伤等。

2级：需要冰敷、包扎、缝合或夹板等处置，包括扭伤、大或深的撕裂伤、挫伤等。

3级：需医疗处置和会诊，如骨折、意识丧失、精神或身体状态改变等。

4级：死亡，患者因跌到产生持续性损伤而导致死亡。

（二）跌倒坠床处置制度

1.落实与执行有效的跌倒/坠床处理预案

（1）患者跌倒/坠床时，迅速按照《跌倒/坠床事件发生后处理流程》进行处理。

1）患者不慎跌倒/坠床，护理人员立即奔赴现场，同时马上通知医生进行急救处置，使对患者的伤害降到最低限度，并通知科室负责人。必要时呼叫医院急救。

2）勿移动或搬动，对受伤者进行病情评估及伤情判断，测量患者生命体征，判断患者意识及判断有无皮肤擦伤、骨折等。

3）根据伤情采取适宜的搬运方式和必要的治疗和护理措施，不可搬动的病人就地抢救或处理。

4）安抚患者，消除其恐惧、紧张心理，加强病情观察和心理护理。

5）评估周围环境，如地面是否潮湿设施是否损坏，妥善处理，以免再损伤。立即通知护士长，填写跌倒/坠床事件认定及报告单，并于24小时内上报护理部。

6）立即测量T、P、R 、BP，并观察意识状态。如有严重头痛、大量呕吐、抽搐、手脚乏力、嗜睡等现象时，应立即通知医师，根据医嘱采取必要的治疗和护理措施。受伤较轻者，协助患者移至病床或安全处继续处理，根据病情做进一步的检查和治疗。

7）准确、及时记录事件经过及抢救过，认真交班密切注意患者病情及心理变化。

（2）对症处理监测病情。

1）皮肤出现瘀斑者进行局部冷敷，皮肤擦伤渗血者用碘伏清洗伤口后，用无菌敷料包扎，出血较多或有伤口者先用无菌敷料压迫止血，再由医生酌情进行伤口清创缝合。创面较大，伤口较深者遵医嘱注射破伤风针。

2）对疑有骨折或肌肉、韧带损伤者，根据受伤的部位和伤情采取相应搬运患者的方法，将患者抬至病床;请医生对患者进行检查，必要时遵医嘱行X光拍片检查及其他治疗。

3）头部受伤者，出现意识障碍等危及生命的情况时，应立即将患者轻抬至病床，严密观察病情变化，注意瞳孔、神志、血压等生命体征的变化，通知医生，迅速采取相应的急救措施及必要的检查如CT、核磁共振等。头部受伤者需监测评估至48小时。

4）于受伤24小时内密切观察，如有严重头痛、大量呕吐、抽搐、手脚乏力、嗜睡等现象时，应立即通知医师。

5）监测生命体征，加强巡视，及时观察采取措施后的效果，直到病情稳定。

（三）认定与报告

1.若患者发生跌倒/坠床事件，应先将患者按跌倒/坠床处理预案妥善处置。

2.评估跌倒引起损伤严重程度。

（1）第一级损伤：不需或只需稍微治疗与观察的伤害程度。如挫伤、擦伤、不需缝合皮肤小撕裂伤。

（2）第二级损伤：需要冰敷、包扎、缝合或夹板等医疗或护理处置的伤害程度。如扭伤、大而深的撕裂伤或皮肤撕裂、小挫伤。

（3）第三级损伤：需要医疗处置及会诊的伤害程度，会影响患者疗程，造成住院天数延长。如骨折、意识丧失、精神或身体（生理）状态改变。

3.向患者了解当时跌倒/坠床的情景，帮助其分析跌倒/坠床的原因，做好安全指导，提高患者的自我保护意识，避免再次跌倒/坠床。

4.事件发生后及时上报护士长、科主任，协助医生通知患者家属。

5.按照《护理不良事件报告与处理流程》逐级网络上报科护士长及护理部。通报应包含跌倒/坠床事件的人、事、时、地、物、导致因素、伤害程度、处置措施等，而后继续监测评估患者发生跌倒/坠床事件后身体及心理影响。所有项目填写完整，落实持续改进。

6.相关科室科主任、护士长组织全体医护人员按照人、机、料、法、环、测进行根因分析，制定有效的整改措施并认真落实，护理部、科护士长追踪整改效果。

五、修订依据

1.《美国医疗机构评审国际联合委员会医院评审标准（第五版）》。

2.《三级综合医院评审标准（2011版）》。

3. 2016年8月山东省护理质量控制中心发布的《关于制定住院患者五项风险评估与护理指导意见的说明》。

六、附件

（一）成人评估量表

1. Morse跌倒风险评估量表。

Morse跌倒风险评估量表（2008版）

变量	评分标准	分值
近3个月有无跌倒	无	0
	有	25
多于一个疾病诊断	无	0
	有	15
使用行走辅助用具	不需要、卧床休息、护士辅助	0
	拐杖、助行器、手杖	15
	依扶家俱行走	30
静脉输液	否	0
	是	20
步态	正常、卧床不能移动	0
	虚弱无力	10
	功能障碍	20
认知状态	量力而行	0
	高估自己能力、忘记自己受限制	15

2.风险级别表

风险级别	量表得分	干预措施
无风险	0-24	基础护理
低风险	25-44	跌倒标准预防性干预
高风险	45或以上	跌倒高风险预防性干预

3.各变量评分说明：在入院、病情发生变化、转病区时，以及发生跌倒事件之后应使用本量表进行评估。

（1）近3个月有无跌倒：患者在本次住院期间或近3个月出现过跌倒事件，评25分。如果没有，评0分，若因撞击等外部力量导致的跌倒不属于跌倒史。

（2）多于一个疾病诊断：患者病案中有两项或更多医学诊断（两个及以上不同系统的疾病诊断）评15分，只有一项评0分。

（3）使用行走辅助用具：患者行走时不需要使用任何辅助设备（由护士/陪护协助行走不视为使用辅助设备），或患者活动时都使用轮椅，或完全卧床不起，评0分。患者行走时使用拐杖、助行器、手杖，评15分。患者在行走时是依扶在家具上，评30分。

（4）静脉输液：患者使用任何静脉治疗设备或者留置静脉通路（留置针、PICC、CVC、输液港等）评20分，如无评0分。

（5）步态：正常、卧床不能移动评0分。虚弱无力，患者年龄≥65岁，乏力、弓背、步幅短，可能出现步态凌乱评10分。功能障碍，患者可能出现站立困难，平衡差，无法独立行走评20分。

（6）精神状态：患者表现为意识障碍、躁动不安、沟通障碍、睡眠障碍或是非常自信，高估了自己的能力，忘记了自己的局限性，评15分。患者能对自己的行走能力进行正确评估就是"正常"，评0分。

（7）评分和风险级别：对各变量评分，计算总分，并记入患者病案。然后确定患者的风险级别和建议的干预措施（如不需干预、标准预防措施、高风险预防措施）。

4.低风险跌倒标准预防性干预措施。

1	保持病区地面清洁干燥，告知卫生间防滑措施（淋浴时有人陪伴），鼓励使用卫生间扶手
2	提供足够的照明，夜晚开地灯，及时清除病房、床旁、通道及卫生间障碍
3	教会患者/家属使用床头灯及呼叫器，放于可及处
4	病床高度合适，将日常物品放于患者易取处
5	患者活动时有人陪伴，指导患者渐进坐起、渐进下床的方法
6	穿舒适的鞋及衣裤，为患者提供步态技巧指导
7	应用平车、轮椅时使用护栏及安全带
8	锁定病床、轮椅、担架床和坐便椅
9	向患者和家属提供跌倒预防宣教，评估并记录患者和家属对宣教的接受情况

5.高风险跌倒预防性干预措施

1	执行基础护理及跌倒标准预防性干预措施
2	在床头、腕带上做明显标记
3	尽量将患者安置距离护士站较近病房，加强对患者夜间巡视
4	通知医生患者的高危情况并进行有针对性的治疗
5	将两侧床栏全部抬起，在患者下床活动需要协助时要呼叫求助
6	如患者神志障碍，必要时限制患者活动，适当约束，家属参与照护
7	加强营养，定期协助患者排尿、排便

（二）儿童跌倒评估量表

1.Humpty Dumpty儿童跌倒评估量表。

Humpty Dumpty儿童跌倒评估量表（2008版）

项目		分值	得分
年龄	>6月，<3岁	4	
	≥3岁，<7岁	3	
	≥7岁，<13岁	2	
	≤6月或≥13岁	1	
性别	男性	2	
	女性	1	
诊断	神经系统诊断	4	
	氧合功能改变	3	
	心理/行为疾病	2	
	其他诊断	1	

项目		分值	得分
环境	有跌倒史	4	
	<3岁 有辅助装置	3	
	≥3岁 卧床	2	
	门诊患儿	1	
手术麻醉	在24小时内	3	
	在48小时内	2	
	超过48小时或没有	1	
药物	使用下列2个或更多的药物：镇静剂、安眠药、巴比妥酸盐、吩噻嗪类、抗抑郁剂、泻药/利尿剂、毒品	3	
	以上所列药物中的一种	2	
	其他药物或没有	1	
认知	认知受损，完全无防跌倒意识	3	
	认知受损，但有防跌倒意识	2	
	认知能力正常	1	

2.风险级别。

风险级别	量表得分	干预措施
低风险	7~11分	患儿跌倒标准预防性干预
高风险	≥12分	患儿跌倒高风险预防性干预

3.各变量评分说明：在入院、病情发生变化、转病区时，以及发生跌倒事件之后应使用本量表进行评估。

（1）年龄：<3岁（不满3周岁）评4分；3岁以上（不满7周岁）评3分；7岁以上（不满13周岁）评2分；≤6月或≥13岁，评1分。

（2）性别：男性评2分，女性评1分。

（3）诊断：

1）神经系统诊断包括：惊厥、癫痫、病毒性脑炎、化脓性脑炎、脑性瘫痪、急性感染性多发性神经根炎等。

2）氧合功能改变：指有肺炎、支气管炎、喘憋、脱水、贫血、厌食、晕厥、头晕等。

3）心理/行为障碍：指儿童多动症、学校技能发育障碍（阅读障碍、运动技能发育障碍、计算技能发育障碍）、儿童孤独症、学校恐怖症、神经性厌食与贪食、抽动障碍等。

（4）环境：患儿既往/本次住院出现过跌倒事件，评4分；<3岁，有辅助装置如睡在有护栏的婴儿床内评3分；≥3岁，卧床，评2分；门诊患儿评1分。

（5）手术麻醉/镇静剂反应：在24小时内评3分；在48小时内评2分；超过48小时或没有，指超过48小时或手术后无任何麻醉反应评1分。

（6）药物：应用水合氯醛、鲁米那钠、降压药、利尿剂、泻药（如开塞露、灌肠等），其中的两种以上药物评3分；使用上述一种药物评2分；应用其他药物或没有使用上述药物评1分。

（7）认知：认知受损，完全无防跌倒意识评3分；认知受损，但有防跌倒意识评2分；

认知能力正常评1分。

4.患儿低风险跌倒标准预防性干预措施。

1	保持病区地面清洁干燥，告知卫生间防滑措施（淋浴时有人陪伴），鼓励使用卫生间扶手
2	提供足够的照明，夜晚开地灯，及时清除病房、床旁、通道及卫生间障碍
3	教会患儿/家属使用床头灯及呼叫器，放于可及处
4	病床高度合适，使用床栏，将日常物品放于患儿易取处
5	专人(家长或监护人)陪住，患儿活动时有人陪伴
6	穿舒适的防滑鞋及衣裤
7	应用平车、轮椅时使用护栏及安全带
8	锁定病床、轮椅、担架床和坐便椅
9	评估患儿排便排尿需求，必要时提供帮助
10	向患儿和家属提供跌倒坠床预防宣教，评估并记录患儿和家属对宣教的接受情况

5.患儿高风险跌倒/坠床预防性干预措施。

1	执行基础护理及患儿跌倒/坠床标准预防性干预措施
2	在床头、腕带上做明显标记
3	尽量将患儿安置距离护士站较近病房，加强对患儿夜间巡视
4	通知医生患儿的高危情况并进行有针对性的治疗
5	将两侧床栏全部抬起，在患儿下床活动时家长或监护人照护
6	必要时限制患儿活动，适当约束，家长或监护人参与照护
7	如家长或监护人要离开，要求家长必须通知护士，护士负责照护，直到家长或者监护人回来
8	对遵医行为依从性差者，做好护理记录，严格交接班

（三）跌倒坠床处置流程图

流程编号：	流程名称：患者跌倒坠床处置流程	编制人：	最终修订日：

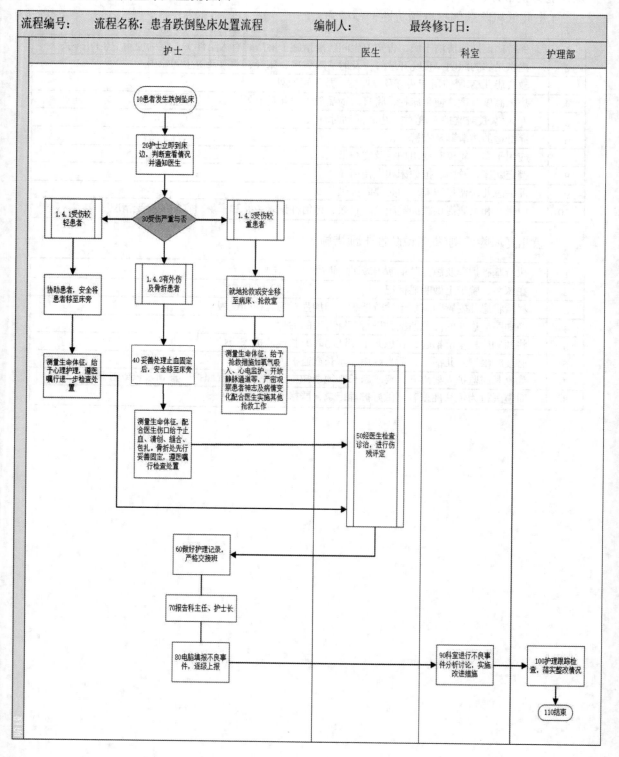

住院患者跌倒多学科协作管理规程

类　别	医院制度—护理管理	文件名称	住院患者跌倒多学科协作管理规程		
制定部门	护理部	文件编码	SDSZYY-HLB-070		
制定日期	2020-05-21	生效日期	2020-05-21		
修订日期	2020-05-21	修订次数	1	总页码	3
文件类型	☑修订 □制定	审批人		审批日期	2020-09-01

一、目的

提高医院处置患者跌倒的应急能力，最大程度地减少跌倒对患者造成的伤害，保障患者安全。

二、范围

全院护士、患者及患者家属。

三、定义

无。

四、内容

（一）跌倒高危评估与干预

1.评估时机

护士在患者入院时根据跌倒危险因素评估表评估筛查，确定跌倒的风险级别。

2.措施

（1）高风险级别确认跌倒高风险的原因，采取针对性的干预措施。

（2）跌倒高危患者同时告知主管医生下达"预防跌倒"医嘱，并有病程记录。

（二）多学科团队协作模式管理

由医疗院长任组长，护理院长任副组长，医务处、护理部、信息科、药剂科医学工程部、后勤服务中心、病房管理办等各职能科室主任、临床多发跌倒科室的主任、护士长为成员，组成跌倒管理质控小组，制定多部门协作方案模式管理。

（三）明确职责

1.小组成员共同协作保持环境与设施安全，及时处理、报告隐患，识别高危跌倒患者，实施预防措施，正确处理和上报跌倒患者。

2.通过多种形式宣传防跌倒知识，管理部门更新防范跌倒管理理念、落实培训，建立有效的防范跌倒管理制度，收集整理、分析数据并定期发布信息，及时组织多学科会诊三级伤害的跌倒患者。

（四）明确工作方法和各部门工作重点

1.确定评估时机和内容

明确评估时机、评估量表，高风险跌倒人群、高风险跌倒病种、高风险区域预防措施、发生跌倒时处理流程、跌倒伤害等级评估等。

2.多学科协作工作方法

（1）医务处负责督导合理用药，根据病情判断高危病人，积极治疗引起跌倒的疾病，组织伤情严重跌倒患者的会诊，积极处理。

（2）信息科根据临床工作需要，及时调整、完善相关网络功能。

（3）药剂科负责对易致跌倒药物的警示，督导合理用药。

（4）后勤服务中心、医学工程部、病房管理办负责提供安全环境与改良安全防护设施。

3.质控指标

（1）跌倒/坠床高危患者预防措施落实率≥95%，跌倒/坠床发生率≤0.3‰。

（2）住院患者跌倒发生率＝同期住院患者跌倒例次数/同期住院患者总床日数×100‰。

（3）住院患者伤害率＝同期住院患者跌倒发生伤害例次数/同期住院患者跌倒例次数×100‰。

4.上报时机与途径

（1）每个员工均有上报义务。一般伤害在24小时内上报，三级伤害在6小时内上报。

（2）上报途径

实行多种途径上报，紧急情况先电话告知。护理部负责总体方案的规划，落实培训，整理分析数据，分析典型案例，召开会议。

（3）上报流程

发生跌倒时→护士立即赶到→通知医生→查看受伤情况→判断病情→采取急救措施→上报护士长→科主任。按照《护理不良事件报告与处理流程》逐级网络上报科护士长及护理部。通报应包含跌倒/坠床事件的人、事、时、地、物、导致因素、伤害程度、处置措施等，而后继续检测评估患者发生跌倒/坠床事件后身体及心理影响。所有项目填写完整，落实持续改进。

五、修订依据

国家卫生健康委员会印发《关于进一步加强患者安全管理工作的通知》（国卫办医发〔2018〕5号）。

六、附件

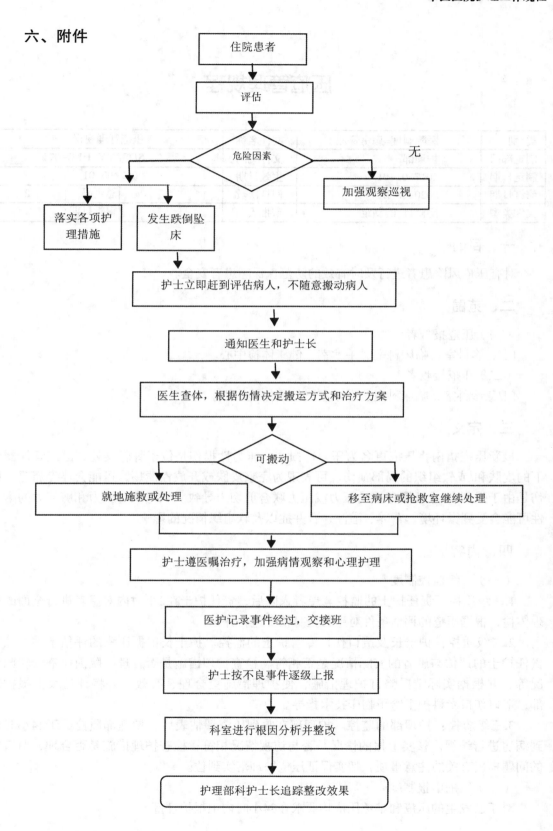

压疮管理规程

类　别	医院制度=病房管理	文件名称	压疮管理规程			
制定部门	护理部	文件编码	SDSZYY-HLB-071			
制定日期	2017-01-01	生效日期	2017-05-01			
修订日期	2020-05-01	修订次数	2		总页码	2
文件类型	☑修订 □制定	审批人			审批日期	

一、目的

对有压疮风险患者进行及时有效的防范，保障患者安全。

二、范围

（一）压疮报告者

门/急诊科室、临床科室、手术室、健康体检中心。

（二）压疮接收者

门/急诊科室、临床科室、手术室、健康体检中心。

三、定义

最新压疮指南将压疮更名为压力性损伤，压力性损伤是位于骨隆突处、医或其他器械下的皮肤和/或软组织的局部损伤。可表现为完整皮肤或开放性溃疡，可能会伴疼痛感。损伤是由于强烈和/或长期存在的压力或压力联合剪切力导致。软组织对压力和剪切力的耐受性可能会受到微环境、营养、灌注、合并症以及软组织情况的影响。

四、内容

（一）三级监控制度

1.一级质控：责任护士的监控。患者入院后，责任护士在2小时内对患者进行全面的护理体检，根据压疮的评估条件对患者全身情况进行评估。

2.二级质控：护士长及造口伤口专科护士的监控。护士长根据压疮的评估条件，核实责任护士的评估与患者的实际情况是否相符、检查护理措施是否合理、院前压疮的转归情况等，并根据实际情况修订护理措施，使护理措施更合理、有效。并将评估表上报护理部；造口伤口专科护士给予临床技术指导。

3.三级质控：护理部的监控。护理部在收到压疮评估表后，护理部质控员于24小时内到病房进行访视。核实上报的情况是否与访视情况相符；检查护理措施是否合理，对潜在的问题提出有关的注意事项，切实保证压疮护理落实到位。

（二）压疮申报制度

对于已发生的压疮和难免压疮均要求在24小时内上报护理部。

（三）严格执行交接制度

对难免压疮及高危患者采取各班床旁皮肤交接并做好记录。

（四）护理会诊

1.护理工作中遇到的疑难、危重压疮病例或本专业不能解决的压疮护理问题时，需向压疮专科小组申请护理会诊。

2.参加护理会诊的人员由取得专科资质的护理人员负责会诊。

3.申请科室由责任护士填写护理会诊申请单，注明病人一般资料、压疮面积、护理会诊理由等，须护士长签字后送邀请科室，一般于24小时内完成会诊，急会诊在会诊单上注明急会诊字样，被邀人员随叫随到。

4.护理会诊意见由会诊人员写在护理会诊申请记录单上，并签全名。

5.护理会诊地点常规设在申请科室。

6.申请科室应保存护理会诊记录，护理部每月对护理会诊资料进行动态评估和质量分析。

7.护理会诊记录单由申请科室留档。

（五）考核及培训制度

各护理单元和护理部定期对护士进行压疮相关知识的考核和培训，同时也要对患者及家属进行相关知识的教育，使护理措施达到护患共识。

五、修订依据

1. 2016年EPUAP发布《国际压疮指南修订版》。

2. 2011年11月25日卫生部办公厅关于印发《三级综合医院评审标准实施细则 (2011年版) 》的通知中的第三章《患者安全》中的第八条 "防范与减少患者压疮发生"。

六、附件

压疮小组会诊流程。

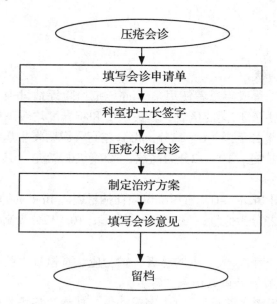

压疮风险评估与报告规程

类　别	医院制度-病房管理	文件名称	压疮风险评估与报告规程	
制定部门	护理部	文件编码	SDSZYY-HLB-072	
制定日期	2017-01-01	生效日期	2017-05-01	
修订日期	2020-05-01	修订次数	2	总页码　3
文件类型	☑修订 □制定	审批人		审批日期

一、目的

对有压疮风险的患者及时、有效评估，保障安全。

二、范围

（一）压疮的报告者

门/急诊科室、临床科室、手术室、健康体检中心。

（二）压疮的接收者

门/急诊科室、临床科室、手术室、健康体检中心。

三、定义

最新压疮指南将压疮更名为压力性损伤，压力性损伤是位于骨隆突处、医或其他器械下的皮肤和/或软组织的局部损伤。可表现为完整皮肤或开放性溃疡，可能会伴疼痛感。损伤是由于强烈和/或长期存在的压力或压力联合剪切力导致。软组织对压力和剪切力的耐受性可能会受到微环境、营养、灌注、合并症以及软组织情况的影响。

四、内容

（一）压疮风险评估

1.评估工具及风险分级

（1）老年人、内外科成年患者使用 Braden压疮风险评估量表。Braden量表是目前用于预测压疮最完整、使用最广泛的量表，其灵敏度和特异度均较理想，临床效度较高，简便、易行。Braden量表得分范围为6～23分，得分越高，说明发生压疮的危险越低，15～18分为低危；13～14分为中危；10～12分为高危；≤9分为极高危。其中强迫体位患者自动列入高风险患者。

（2）儿童患者使用 Braden-Q儿童压疮风险评估量表。Braden-Q量表得分越高，说明发生压疮危险越低，16～23分为低危；13～15分为中危；10～12分为高危；≤9分为极高危。

2.评估时机

对新患者、转入、转科、大手术的患者，护士应认真检查皮肤情况，尽快进行结构化风险评估，当面交清、确认并做好记录、签名。

（1）首次评估：患者入院后2小时内完成评估，如遇急症手术等特殊情况，术后及时完成评估。

（2）再次评估：评估≤9分的患者每天评估1次，10-12分的患者每周评估2次，13-18分的患者每周评估1次，患者发生病情变化时应随时评估。

2.对高龄、消瘦、水肿、瘫痪、大小便失禁、昏迷、长期卧床等"压疮高危患者"，护士在护理过程中，应加强预防压疮护理措施，建立压疮风险因素量化评估表，进行重点护理和监控。

3.对患者发生压疮的危险因素作定性、定量的综合分析，预测压疮风险；入院后定期或随时进行评估，或当患者病情发生变化时随时评估；每次风险评估时，都要进行全面的皮肤检查，以评价其变化。

4.发现压疮后，首先评估压疮事件发生的原因。压力因素：如长期卧床或长期坐轮椅、夹板内衬垫放置不当、石膏内不平整、皮肤擦伤等；营养因素：如全身营养障碍、营养摄入不足等；潮湿因素：如皮肤经常受到汗液、尿液、各种渗出引流液等物质的刺激；年龄因素：如老年人皮肤松弛干燥、皮下脂肪萎缩等。

（二）压疮的严重程度评估

1.压疮1期：在骨隆突处皮肤出现压之不褪色的局限红斑，但皮肤完整，深色皮肤可能没有明显的苍白改变，但其颜色可能和周围的皮肤不同。局部有红、肿、痛、麻木感。

2.压疮2期：局部皮肤紫红色，皮下有硬结、有水疱易破损；表皮和真皮缺失，在临床可表现为粉红色的擦伤、完整的或开放/破裂的充血性水疱或表浅的溃疡。

3.压疮3期：全层伤口失去全层皮肤组织，除了骨肌腱或肌肉尚未暴露处，可见皮下组织，有坏死组织脱落，但坏死组织的深度不太明确，可能有潜行和窦道。浅表溃疡，有黄色渗液，感染时有脓液，疼痛。

4.压疮4期：全层伤口，失去全层皮肤组织，伴骨头、肌腱或肌肉外露，局部可出现坏死组织脱落或焦痂，有潜行、窦道。感染向周边、深部扩散，可深达肌层、骨面，坏死组织发黑，有臭味，可致败血症。

5.不可分期的压疮：全层伤口，失去全层皮肤组织，溃疡的底部腐烂（黄色、黄褐色、灰色、绿色、褐色）和痂皮（黄褐色、褐色、黑色）覆盖。

6.深层组织损伤：皮下软组织受到压力或剪切力的损害，局部皮肤完整但可出现颜色改变，如紫色或褐红色，或导致充血的水疱，与周围组织比较，这些受损区域的软组织可能有疼痛、硬块、有黏糊状的渗出、潮湿、发热或冰冷。

（三）压疮报告制度和程序

一旦发现有压疮危险的患者，要对患者进行压疮风险评估，向病区护长、科护士长、护理部报告；并做好交接班，填写压疮报告单上报护理部。

1.24 小时内通知护理部，由质控员到科室核查。然后依相关规定时间内通报至基础护理质量控制组、护理部，通报应包含压疮事件的人、事、时、地、物、导致因素、伤害程度、处置措施等，而后继续监测、评估患者发生压疮事件后身体及心理影响。

2.填写皮肤压疮报告核查表。

（1）在"压疮来源"一栏中，科外发生的要填清科室，院外发生要注明。

（2）在"转归"栏中，要填写出院、转科或死亡，如果转科要填写科名；在"预后栏"中，要填写清楚皮肤状况。

（3）根据皮肤压疮危险因素评估表及分期,按要求填写。

3.积极采取措施密切观察皮肤变化,并及时准确记录。

4.当患者转科时，转入科室在移动护理系统继续评估压疮危险因素评估表及防护措施记录单。

5.如隐瞒不报，一经发现与科室月质控成绩挂钩。

6.对可能发生皮肤压力伤的高危患者实行评估，并给予预防措施。

五、修订依据

1. 2016年EPUAP发布《国际压疮指南修订版》。

2. 2017年美国医疗机构评审国际联合委员会发布《美国医疗机构评审国际联合委员会医院评审标准(第6版)》。

六、附件

压疮事件评估及工作流程。

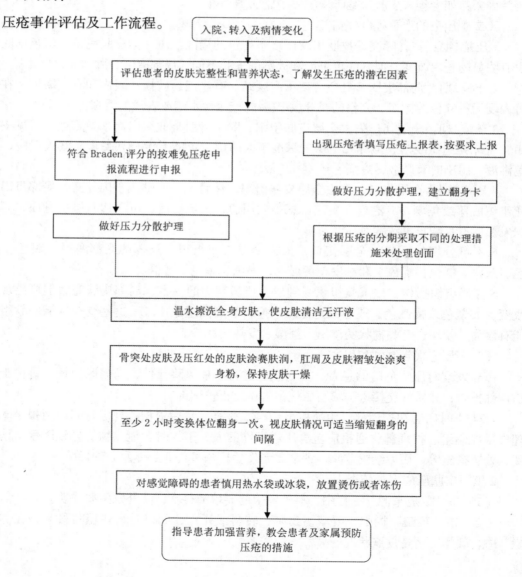

静脉血栓栓塞症（VTE）防范管理规程

类　别	医院制度—病房管理	文件名称	静脉血栓栓塞症（VTE）防范管理规程	
制定部门	护理部	文件编码	SDSZYY-HLB-073	
制定日期	2017-01-01	生效日期	2017-05-01	
修订日期	2020-05-01	修订次数	2	总页码	4
文件类型	☑修订 □制定	审批人		审批日期	

一、目的

加强住院患者静脉血栓栓塞症的管理，降低VTE的发生，保障患者安全。

二、范围

全院护理人员。

三、定义

（一）静脉血栓栓塞症（VTE）：指血液在静脉内不正常的凝结，使血管完全或不完全阻塞，属静脉回流障碍性疾病。VTE包括深静脉血栓形成（DVT）和肺动脉血栓栓塞症（PTE），两者相互关联，是VTE在不同部位和不同阶段的两种临床表现形式。

（二）深静脉血栓形成（DVT）：指血液在深静脉内不正常凝结引起的静脉回流障碍性疾病，可发生于全身各部位，多见于下肢深静脉。

（三）肺动脉血栓栓塞症（PTE）：指来自静脉系统或右心的血栓阻塞肺动脉主干或其分支导致的肺循环和呼吸功能障碍，是导致住院患者死亡的重要原因之一。

四、内容

（一）三级监控

1.一级监控：责任护士的监控。患者入院后，责任护士应在入院2小时内按照评估表内容对患者进行评估，向患者介绍VTE评估的目的及意义，确定患者的风险等级，根据患者的风险等级向患者介绍预防措施；对高危的患者，家属须在高危患者宣教单上签字，并详细介绍VTE形成的危险因素、危害以及相应级别的护理措施。

2.二级监控：护士长及VTE专科护士的监控。护士长根据VTE评估结果，核实本科室中高危患者（中、高度危险每三天一次）责任护士的评估与患者的实际情况是否相符、检查护理措施是否落实到位等，并根据实际情况修订护理措施，使护理措施更合理、有效。高危患者应进行书面及床边交接班。

3.三级监控：护理部的监控。护理部在收到上报表后，护理部质控员于24小时内到病房进行访视。核实上报的情况是否与访视情况相符；检查护理措施是否合理，对潜在的问题提出有关的注意事项，切实保证VTE护理落实到位。

（二）VTE上报

对于已发生的静脉血栓栓塞正要求在24小时内上报护理部，如隐瞒不报者，与科室质控成绩挂钩。

（三）严格执行交接班

对高危患者及已经发生VTE患者应进行书面及床边交接班并做好记录。

（四）培训及考核

护理部和各护理单元定期对护士进行VTE相关知识的培训和考核，同时也要对患者及家属进行相关知识的教育，使护理措施达到护患共识。

（五）患者随访管理

1.随访以电话随访、门诊随访方式进行，包括以下内容。

（1）入组病人是否失访，是否死亡，死亡时间与原因。

（2）是否出血、出血原因、部位及量等。

（3）是否出现PTE相关症状。

（4）是否出现DVT相关症状。

（5）凝血检查，心脏、双下肢静脉超声情况。

（6）是否停用抗凝药物。

2.随访时间应根据病情和需要而定，需继续用药者随访至出院后四周，此后至少三个月随访一次。

3.科室VTE随访员负责患者出院后的随访工作，随访情况按要求存档。

4.护士长应对科室VTE随访员的随访情况进行定期检查，每月至少一次。

五、修订依据

1.《三级综合医院评审标准（2011版）》。

2. ACCP第10版《抗栓治疗与血栓预防循证临床实践指南（2016）》。

3.《2015骨科大手术静脉血栓栓塞症预防指南》。

4.《内科住院患者静脉血栓栓塞症预防中国专家建议（2015）》。

5. 卫生部于2011年颁布的《三级综合医院评审标准实施细则（2011版）》将DVT和PE的发生率纳入手术并发症与患者安全的评价指标。

6.《国家标准制定程序的阶段划分及代码》GB/T 16733–1997号文件。

六、附件

1. 随访情况表。

姓名：		年龄： 性别： 随访日期：		电话：		随访人：	
随访状态		□ 完 成		随访方式		○ 电话 ○ 来院	
		□ 死 亡		死亡原因		○ 肺栓塞 ○ 出血○ 其他	
				死亡日期			
		□ 失 访		失访原因			
是否停用抗凝药物		□ 是		停用药物			
				时间			
				原因			
		□ 否		用药			
				剂量			
				频次			
是否出血		□ 是（请填写）		时间部位			
				原因 ○自发 ○外伤 ○手术/操作程度			
		□ 否		干预 ○ 有 ○ 无 ○ 输血			
				转归 ○ 已控制 ○ 未控制 ○ 死亡			
PTE 相关症状		□ 咳嗽 □ 咳痰 □ 发热 □ 呼吸困难（Borg 评分 ） □ 咯血 □ 心悸 □ 晕厥 □ 胸痛（○ 心绞痛样 ○ 胸膜炎样）					
		□ 无症状					
DVT 相关症状		□ 肿 胀 部 位		□ 浅静脉扩张 部位			
		□ 疼痛或压痛 部位		□ 皮肤色素沉着 部位			
		□ 无症状					
凝血检查		□ 是		时间			
				INR			
				D-二聚体		□ mg/L	
						□ ng/ml	
		□ 否					
转归		□ VTE 症状好转 □ VTE 症状完全缓解 □ VTE 复发 □ CTEPH □ 死亡					

2. 随访流程示意图。

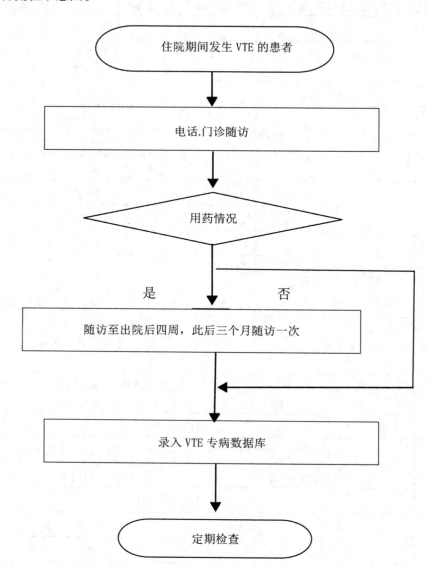

住院期间发生 VTE 的患者

电话.门诊随访

用药情况

是　　　　　否

随访至出院后四周，此后三个月随访一次

录入 VTE 专病数据库

定期检查

静脉血栓栓塞症（VTE）风险评估与报告规程

类 别	医院制度=病房管理	文件名称	压疮管理规程		
制定部门	护理部	文件编码	SDSZYY-HLB-071		
制定日期	2017-01-01	生效日期	2017-05-01		
修订日期	2020-05-01	修订次数	2	总页码	5
文件类型	☑修订 □制定	审批人		审批日期	

一、目的

通过及时评估，掌握患者发生VTE危险因素，并采取相应的预防措施，降低VTE的发生，保障患者安全。

二、范围

全院护理人员、患者。

三、定义

无。

四、内容

（一）VTE风险评估

1.评估工具及风险分级

（1）Caprini风险评估量表

Caprini风险评估量表应用于所有住院患者，包含一般情况、体质指数、VTE病史等39个危险因素，按不同因素对VTE风险的影响不同，对危险因素分别赋值，每个危险因素的评分1～5分。按总得分情况分为4组，极低危（0）分，低危（1～2分），中危（3～4），高危（≥5分）。其中，如存在5分项危险因素，建议直接定为高危，无需再进一步评估。

（2）Padua预测评分表

该量表主要用于评估内科住院患者的VTE风险度，包含11个危险因素：活跃癌症，VTE病史，活动度降低，血栓形成倾向的病情，创伤手术(1月内)，高龄(≥70岁)，心／肺衰竭，急性心肌梗死／中风，急性感染／风湿性疾病，肥胖(IBM≥30)，正在进行激素治疗。每个危险因素的评分1～3分，按总得分情况分为2组，低危0～3分，高危≥4分。

备注：Caprini风险评估量表通用于所有成人住院患者，统一使用此量表可以保证VTE风险评估的同质性；Padua预测评分表适用于内科住院患者，对患者进行有效预警，有利于对风险患者采取预见措施，降低患者VTE的发生率。

2.评估时机

（1）新入院患者2小时内完成评估与记录，手术患者术后6小时内再次评估记录，入院行急症手术患者返回后完成评估，遇抢救等情况可延长至6小时内完成记录。

（2）极低危、低危患者每周评估一次。

（3）中危、高危患者每3天评估一次。

（4）患者出现病情变化，如呕吐、腹泻脱水、卧床下肢肿胀疼痛等再次评估。

（5）出院时评估。

3.护士进行风险评估后将中危、高危患者报告医生。高危患者做好交接班。

4.警示标识：评估高危患者在床边或其他醒目位置放置 VTE 高风险警示标识。

（三）VTE上报制度

1.对于已发生VTE的患者，应立即报告主管医生及护士长，积极采取处理措施，做好护理记录。

2.对于已发生VTE的患者，填写VTE危险因素评估及报告表，纸质版及电子版各一份，要求在24小时内上报护理部。

3.患者出院或转科时，记录转归情况。

4.科室保管VTE报告单并进行统一管理。

五、修订依据

1.《三级综合医院评审标准（2011版）》。

2. ACCP第10版《抗栓治疗与血栓预防循证临床实践指南（2016）》。

3.《2015骨科大手术静脉血栓栓塞症预防指南》。

4.《内科住院患者静脉血栓栓塞症预防中国专家建议(2015)》。

5.《中国普通外科围手术期血栓预防与管理指南（2016）》。

六、附件

1. 外科住院病人VTE风险评估量表（Caprini量表）。

危险因素 （每项1分）		危险因素 （每项2分）	危险因素 （每项3分）	危险因素 （每项5分）
年龄41~60岁	严重肺部疾病，包括肺炎（1个月内）	年龄61~74岁	年龄≥75岁	脑卒中 （1个月内）
计划小手术 （＜45分钟）	肺功能异常，（比如COPD）	石膏固定 （1个月内）	VTE病史	急性脊髓损伤 （瘫痪）（1个月内）
肥胖（BMI＞25kg/m²）	急性心肌梗塞（1个月内）	卧床（＞72h）	VTE家族史	择期髋或膝关节置换术
原因不明的死胎史，复发性自然流产（≥3次），由于毒血症或发育受限原因早产	充血性心力衰竭（1个月内）	恶性肿瘤 （既往或现患）	肝素诱导的血小板减少症	髋关节.骨盆或下肢骨折（1个月内）

妊娠或产后（1个月）	脓毒血症（1个月内）	中央静脉置管	其他先天性或获得性易栓症	多发性创伤（1个月内）
口服避孕药或使用雌激素	大手术史（1个月内）	腹腔镜手术*（＞45分钟）	抗心磷脂抗体阳性	
需要卧床休息的患者（<72h）		关节镜手术*（＞45分钟）	凝血酶原20210A阳性	
炎性肠炎病史（比如溃疡性结肠炎.克罗恩病等）		大手术*（＞45分钟）	因子 V Leiden阳性	
下肢水肿			狼疮抗凝物阳性	
静脉曲张			血清同型半胱氨酸升高	

注：（1）风险分级：0分为极低危；1~2分为低危；3~4分为中危，≥5分为高危。

（2）*代表只能选择一个手术因素。

2. 预警评分层级及预防措施。

评分及风险分级	建议预防措施
0分（极低危）	尽早活动，基本预防
1~2分（低危）	预防措施： ①基本预防＋②物理预防； ①基本预防：告知风险：健康宣教（戒烟.多饮水.控糖降脂等）；下肢无血栓形成可做下肢被动，主动运动；卧床.麻醉未醒按摩下肢腓肠肌，5分钟/次，6~8次/天；术后清醒做足踝背伸跖屈每次10秒×10次一组，q1h或8组/天；足踝关节内外翻，或旋转； ②物理预防：穿抗血栓弹力袜，或充气压力泵30分钟/次；2~4次/天；
3~4分（中危）	预防措施： ①基本预防＋②物理预防＋③药物物防
≥5分（高危）	预防措施： ①基本预防＋②物理预防＋③药物预防＋④实施三级高危随访监控

注：（1）新入院患者2小时内完成评估与记录，手术患者术后6小时内再次评估记录。病情变化如呕吐、腹泻脱水、卧床下肢肿胀疼痛等再次评估。

（2）极低危、低危患者每周评估1次，中危、高危患者每3天评估1次。

（3）高危患者病历夹给予标示，床头放置警示牌。

3. 内科住院病人VTE风险评估量表（Padua）。

危险因素	评分
活动性恶性肿瘤，患者先前有局部或远端转移和（或）6个月内接受过化疗和放疗	3
既往VTE病史（不包括浅静脉血栓）	3
患者因身体原因或遵医嘱需制动，卧床休息至少3天	3
已有血栓形成倾向，抗凝血酶缺陷症，蛋白C或蛋白S缺乏，Leiden V因子及凝血酶原G20210A突变，抗磷脂抗体综合征	3

近期（≤1个月）创伤或外科手术	2
年龄≥70岁	1
心脏和（或）呼吸衰竭	1
急性心肌梗死和（或）缺血性脑卒中	1
急性感染和（或）风湿性疾病	1
肥胖（体质指数≥25kg/m²） 体质指数＝体重（千克）÷身高（米）的平方（kg／m²）	1
正在进行激素治疗	1

注：评估总分：0~3分为低危，≥4分为高危。

4. VTE危险因素评估及报告表。

科室		床号		姓名		性别		年龄		住院号	

诊断		VTE 来源	院内新发生 VTE		
入院时间			带入	院内带入□科室（　　　）
				院外带入□

VTE 发生/发现时间

申报目的	备案	□备案+会诊

分值与风险程度

图1　下肢DVT的类型
A.中心型; B.周围型; C.混合型

VTE 部位:
□A
□B
□C
□其他:

手术科室:

□0分为极低危

□1～2分为低危

□3～4分为中危

□≥5分为高危

非手术科室:

□0～3分为低危

□≥4分为高危

措施	□床头挂警示标识	□抬高患肢
	□保持床单.衣物及皮肤清洁、干燥	□药物治疗
	□绝对卧床休息	□其他：告知家属及患者：患肢制动,
	□吸氧，心电监护	□禁止按摩、热敷
	□半坐卧位	
	□手术治疗	
	□严格交接班制度，每班进行评估，并做好记录	

家属确认签字:

填报日期		责任护士签名		护士长签名	
VTE 护理小组签名			日期		

终末评价

VTE 转归情况:

□病情稳定，未继续发展

□病情加重，仍在科室继续观察治疗

□病情加重，需转科治疗

再发 VTE	□有	□无	发生时间		发生部位	
评估时间				复查者签名		

应用保护性约束管理规程

类　别	医院制度—病房管理	文件名称	应用保护性约束管理规程		
制定部门	护理部	文件编码	SDSZYY-HLB-075		
制定日期	2012-01	生效日期	2012-05-01		
修订日期	2020-07	修订次数	3	总页码	2
文件类型	☑修订 □制定	审批人		审批日期	

一、目的

　　规范不能自主控制行为需要保护性约束的患者，确保患者及其他人员的安全，充分尊重患者及其家属的权利，尊重患者的人格和尊严。

二、范围

　　医院科室/部门、员工、医学学员、患者。

三、定义

　　（一）约束具

　　是指约束患者躯干及四肢的器具。

　　（二）保护性约束患者

　　指因心理、生理等原因造成不能自主控制行为需要保护性约束的患者。

四、内容

　　（一）应用指征

　　需要保护性约束的患者，其他帮助性措施(如镇静、止痛和安慰、家属陪件等)无效的情况下使用。

　　（二）使用原则

　　1.医护人员应尊重每位患者自主选择治疗方案的权利，其中包括不受约束的白由，除非有明确的指征，当患者拒绝采取约束措施时，应考虑两者之间的平衡找到最佳解决方案，以便提供最优质的服务。

　　2.身体约束不能作为常规手段，只有在患者必须使用约束时才能实施。

　　3.进行身体约束时必须遵循对患者伤害最小、保障安全、又能达到最好效果的原则。

　　4.实施约束前，必须由医生对患者进行评估并下达医嘱后，才能使用约束具。

　　（三）约束流程

　　1.知情同意：医生向患者/家属讲明使用约束具的目的和必要性，由患者或授权委托人签字，签署的知情同意书在本次住院期间均有效。

　　2.医嘱：凡保护性约束患者，须在临时医嘱栏中下达医嘱（注明起止时间）后方可执行医嘱，时效不得超过24小时。24小时后重新评估是否仍需要保护性约束，若仍需要保护性约束则再次下达临时医嘱。

3.实施约束：根据患者具体情况选择合适的约束具及约束部位。

4.记录：医生在病程中记录约束的原因，责任护士在《约束具使用记录单》或《护理记录单》中记录约束部位及开始时间等。

5.解除约束：患者的保护性约束指征消失，护士通知医生，医生评估后下达解除保护性约束医嘱，护士及时解除约束具并记录。

（四）约束中的管理要求

1.资质：约束具医嘱必须由主管/值班医生开具，由经过培训的执业护士执行。

2.部位：使用约束具时尽量避开输液部位、手术切口及皮肤破损处。注意患者的卧位舒适，肢体置于功能位。

3.观察：护理人员要加强对患者的观察，每小时巡视1次，评估约束部位皮肤、血液循环、约束具位置、患者生活上的需求、病情是否允许终止约束等，并每2小时在《约束具使用记录单》记录1次。

4.陪护：除ICU外，被约束的患者须24小时留有陪人。

5.约束具使用：正确使用所有的约束具，在发生火灾或其他紧急情况时易于取下。

6.尊重患者权利：医务人员要严格遵守《医务人员医德规范》《保护患者隐私制度》，充分尊重患者及家属的价值观、宗教信仰和文化背景，注意对患者个人隐私保护。

7.异常事件：按照《异常事件报告管理制度》规定上报约束相关异常事件。

（五）注意事项

本制度不适用于治疗操作、检查期间所要求的临时制动，如牙科操作、深静脉穿刺、手术、儿童操作等。

五、修订依据

1. 2018年8月30日国家卫生健康委员会发布关于印发《中华人民共和国精神卫生法》第三章。

2.《精神障碍的诊断和治疗》第四十条。

六、附件

无。

住院患者非计划性拔管管理规程

类　别	医院制度—护理管理	文件名称	住院患者非计划性拔管管理规程		
制定部门	护理部	文件编码	SDSZYY-HLB-076		
制定日期	2017-01-01	生效日期	2017-05-01		
修订日期	2020-05-01	修订次数	3	总页码	3
文件类型	☑修订 □制定	审批人		审批日期	

一、目的

为减少非计划性拔管的发生，应对住院患者留置管路期间进行非计划性拔管的风险评估，并采取预见性医疗护理措施。

二、范围

留置管路的住院患者。

三、定义

非计划性拔管(Unplanned Extubation，UEX)又称意外拔管(Accidental Extubation，AE)，指医护人员非计划范畴内的拔管，包括患者自行拔除的导管;各种原因导致的脱管;因导管质量问题及导管堵塞等情况需要提前的拔管。

四、内容

（一）留置管路分级

依据拔管对患者病情或预后影响程度可将导管分为高危导管和非高危导管。

1.高危导管

非计划性拔管发生后导致生命危险或病情加重的导管，如气管导管、胸腔引流管、T型引流管、脑室引流管和动静脉插管;另外各专科由于疾病和手术的特殊性，可根据其特点列出专科高危导管，如胃和食道术后的管及鼻肠管、前列腺及尿道术后的尿管等。

2.非高危导管

UEX发生后不会导致生命危险或对病情影响不大的导管，如普通导尿管、普通氧气管、普通胃管等。

（二）风险评估

1.评估工具与风险分级

使用《非计划性拔管风险评估表》进行非计划性拔管风险评估。总分1~3分为低风险：4~6分为中风险；≥7分为高风险。

2.评估时机和频次

（1）首次评估：新入或转入带管、置管后、手术后带管病人。

（2）再次评估：病情变化时或新置入管路后。

（3）评估频次：高风险患者，每周至少评估2次，中风险每周一次。

（三）非计划性拔管预防护理措施。

1.对所有带管病人进行非计划拔管风险评估，高风险患者床边放置"防拔管"警示标识。

2.选择合适的导管固定材料和方法有效固定，连接紧密。

3.当固定材料出现污染、潮湿、粘性下降、卷边甚至脱落等不能有效固定管道时，应及时更换。

4.选择正确的管道标识贴，注明管道名称、日期，贴于距离各管道末端5～10cm处，如标识出现污染或破损，应及时更换。

5.密切观察患者对留置导管的耐受性及依从性。

6.密切观察导管位置、深度及固定情况：保持导管的通畅，避免扭曲、打折、堵塞或脱出。班班交接。

7.定时观察留置导管引流液的量、色、性质，并准确记录。

8.密切观察导管周围皮肤及敷料有无渗血渗液、缝线有无松脱。

9.查看引流装置的压力是否正常，如常压或负压等。

10.严格床头交接班，班班交接。

11.对于清醒患者或家属告知留置导管的目的和重要性，防止导管意外脱出的方法及注意事项，患者及家属知晓相关内容并配合。

12.意识障碍、烦躁不安、术后麻醉未清醒、语言表达不清的高龄患者、对导管极不耐受患者，必要时给予有效约束(必须下达"保护性约束"医嘱，若家属或患者不同意约束，需签署知情同意书)或遵医嘱用药，施行约束时注意观察约束部位皮肤情况。

五、修订依据

天津市护理质控中心《预防成人经口气管插管非计划性拔管护理专家共识》。

六、附件

1.非计划拔管风险评估表。

非计划性拔管风险评估表

科室_____ 床号_____ 姓名_____ 年龄_____ 性别_____ 住院号_____

评估内容	评估计分标准		得分	评估内容	评估计分标准		得分
年龄	①≥70岁②<5岁	1			气管插管/切开	3	
非高危导管（Ⅱ类导管）	导尿管	1		高危导管（Ⅰ类导管）	脑室引流管	3	
	鼻肠管	2			心包引流管	3	
	盆/腹引流管	2			胸腔引流管	3	
	胃肠减压管	2			T管引流管	3	
	深静脉置管	2			动静脉插管	3	
	PICC	2			专科高危导管	5	
	造瘘管	2					
	专科非高危导管	2		意识状态	烦躁/嗜睡/谵妄/意识模糊/精神障碍	5	
				管路刀口	粘贴固定局部多汗、渗血或分泌物多	2	

量表得分：

风险级别

风险级别	量表得分	干预措施
无风险	1-3	基础护理
低风险	4-6	非计划性拔管标准预防性干预
高风险	≥7	非计划性拔管高风险预防性干预

评估者签名：_____

评估时间： 年 月 日

各变量评分说明：

1. 在入院、病情发生变化、转病区时，以及发生非计划性拔管事件之后应使用本量表进行评估。

2. 评分和风险级别：对各风险分值评分，计算总分，并记入患者病案，然后确定患者的风险级别和建议的干预措施（如不需干预、标准预防措施、高风险预防措施）。

临终关怀规程

类　别	医院制度—病房管理	文件名称	临终关怀规程		
制定部门	护理部	文件编码	SZYHLZD-77		
制定日期	2017-01-01	生效日期	2017-05		
修订日期	2020-05-01	修订次数	2	总页码	1
文件类型	☑修订 □制定	审批人		审批日期	

一、目的

对临终关怀进行规范化管理，提高临终患者生活质量，消除或减轻病痛与其他生理症状，减少患者痛苦，满足患者及家属的需求，维护患者人格和尊严。

二、范围

医院科室/部门、员工、医学学员、患者、来访者。

三、定义

临终关怀是指对生存时间有限(6个月或者更少）的患者进行适当的医院或家庭的医疗及护理，以减轻其疾病的症状、延续疾病发展的医疗护理。

四、内容

1. 针对濒死病人的病痛和症状予以相应专业的治疗和全面身心照料。
2. 帮助濒死病人维持正常的生活形态。
3. 根据病情适当调整使用的药物及其服用剂量。
4. 鼓励临终病人之间的彼此沟通和互助。
5. 鼓励医务人员发挥内在力量给予濒死病人的情感、身心最大安慰和最有力的支持。
6. 向临终病人家属和所有受死亡阴霾笼罩的亲人提供温暖的照料和帮助，并考虑他们的处境。
7. 向濒死病人提供保持独立性、隐私性需要的生活空间。
8. 在病人死亡后对其家属进行追踪式照料。

五、修订依据

2017年1月25日国家卫生计生委办公厅关于印发安宁疗护实践指南(试行）的通知。

六、附件

无。